においとかおりと環境

Exploring the Boundaries of Odor and Aroma in Our Living Environs

嗅覚とにおい問題

smell and the human sensory experience

岩崎 好陽

Yoshiharu Iwasaki

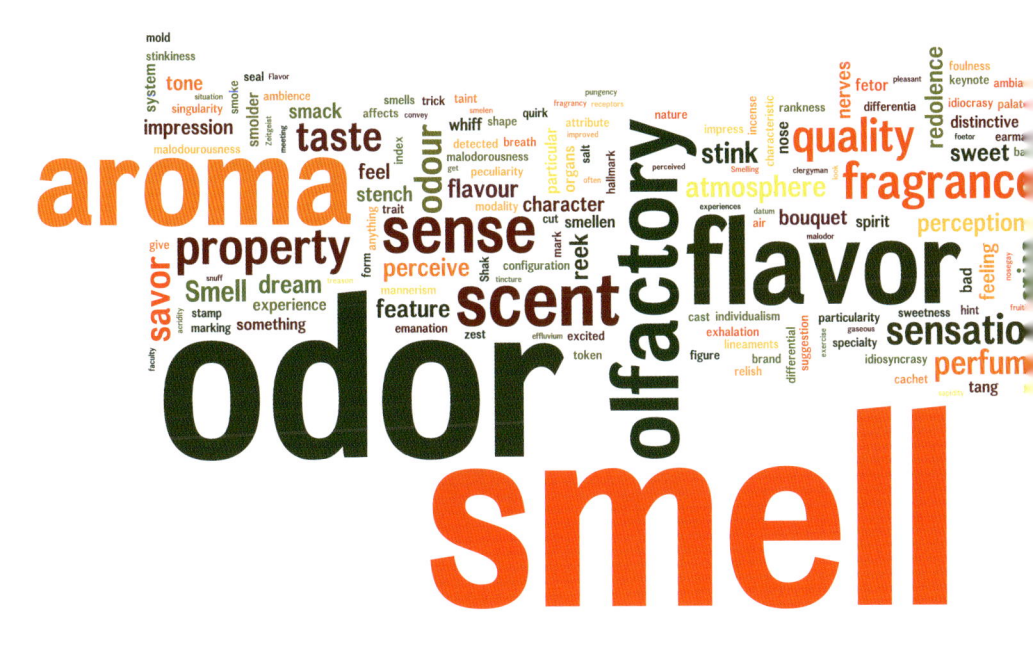

* 上のイメージはJ. Feinberg氏によるWordle<http://wordle.net/>を用いて、においとかおりの概念を可視化したものです。

アサヒビール株式会社発行■清水弘文堂書房編集発売

においとかおりと環境

目次

嗅覚とにおい問題

Exploring the Boundaries of Odor and Aroma in Our Living Environs

smell and the human sensory experience

第5章 においの測定方法……71

第8章　かおり環境の創造……129

S T A F F

PRODUCER 礒貝 浩・礒貝日月（清水弘文堂書房）
DIRECTOR あん・まくどなるど（国連大学高等研究所いしかわ・かなざわオペレーティングユニット所長）
CHIEF IN EDITOR & ART DIRECTOR 二葉幾久
DTP EDITORIAL STAFF 中里修作
PROOF READER 石原 実
COVER DESIGNERS 高橋雄介　黄木啓光・森本恵理子（裏面ロゴ）
STAFF 山田典子　菊地園子

□

アサヒビール株式会社「アサヒ・エコ・ブックス」総括担当者 谷野政文（環境担当常務執行役員）
アサヒビール株式会社「アサヒ・エコ・ブックス」担当責任者 竹田義信（社会環境推進部部長）
アサヒビール株式会社「アサヒ・エコ・ブックス」担当者　高橋 透（社会環境推進部）

ASAHI ECO BOOKS 28

においとかおりと環境

嗅覚とにおい問題

岩崎好陽

アサヒビール株式会社発行□清水弘文堂書房発売

はじめに

人間の鼻は、犬ほどは敏感ではないようではあるが、私たちは日常生活の中で毎日いろいろなにおいを嗅いでいる。食事のとき、焼き肉のにおいは食を進めるし、庭のクチナシやキンモクセイのかおりは季節を感じさせてくれる。

においを感じる嗅覚は、視覚、聴覚、味覚、触覚と並んで、五感のひとつであり、人間は鼻の中にある嗅覚により、においを感じている。嗅覚は今でも重要な器官であり、ガス漏れ事故を事前に防ぐこともできるし、森林浴や芳《かぐわ》しい花のかおりにより、自然のすばらしさを感じることもできる。

しかし、最近の私たちは、五感の中でも特にこの嗅覚を使わなくなってきた。食べ物も賞味期限、消費期限が過ぎれば、においを嗅ぎもせずに、ゴミ箱にポイと捨ててしまう。毎日の生活の中では、外部からの情報は視覚とか聴覚を通して得ているのがほとんどであり、嗅覚は部屋の片隅に追いやられた器官になってしまった。現代においても、においを嗅ぐという人間に備わった重要な役割を見直してもよいのではないだろうか。

また、私たちの身の回りのにおい問題をみると、昔は下水処理場、製紙工場、塗装工場など工場・事業場からの悪臭問題が中心であったが、最近では、ペット臭、カビ臭などの身近な室内のにおい問題に関心が高くなりつつある。さらに、天津の餃子事件以降、食品の異臭問題も紙面をにぎわせており、健康・安全との関わりでにおい問題が再び注目されるようになってきた。

このように一般環境においては、さまざまなにおい問題が生じているにもかかわらず、昔からにおいの問題は「感性」の問題としてのみ捉えられてきたきらいがある。女性の芳しいにおいを嗅いで、数字で表すとどの程度かなどと考える野暮な人間はいなかった。すなわち、においは感性でとらえるべき対象であり、数値で表すというような科学的な検討がしづらい領域であったといえる。

しかし近年、環境問題が重要視され、悪臭公害の問題が生じてくると、排出される悪臭を規制する必要が生じ、その規制基準値をどの程度に設定するかという大きな問題が発生してくる。また、脱臭装置を製造しているメーカーにとっては、開発した脱臭装置の脱臭効率をPRしなくてはならない。このような場合には、「感性」だけでは対応できなくなり、どうしてもにおいを数値で表す必要が生じてくる。においを数値で表すなどということに抵抗感のある人も多いことは確かであるが、環境問題においては、においをいわゆる科学的に取り扱うことは避けては通れない。

すなわち、環境問題においては、においの測定が重要になるため、ここでは、においの測定について多少詳しく説明している。

また、この本においては快いかおり環境との関係についても記載している。「かおり風景１００選」など、かおり環境に関する国の事業を紹介するとともに、選考された地域の活動ぶりについても一部ではあるが記載した。

においい、かおりに関しては、情報量が少ないためか、まだまだ感性の領域にとどまっている状況である。更に一歩進めて、科学的な検討を進めて欲しいが、この本がその一助にでもなれば幸いである。

第1章　においとは何か

1-1 においは低濃度多成分の混合体

この本で取り扱う「におい」というものの特徴をしっかりつかんでおこう。「におい」とは、いったいどういうものなのであろうか。環境問題における「におい」を考える場合、相手となるにおいの特徴を十分に理解しておくことが必要である。

においの中身を最新の分析機器で調べてみると、においは沢山の化合物（元素を含む：以下同じ）で構成されていることがわかる。化合物とは、アンモニアであるとか、硫化水素、トルエンなどの物質であり、それらは単独でも特有のにおいを持っている。アンモニアにはつんとする刺激臭があり、硫化水素はゆで卵のようなにおいがする。このにおいのある化合物をにおい分子ともいう。私たちが普段嗅いでいるにおいとは、それらの化合物が何十種類も、何百種類もが混じった混合体なのである（図1参照）。

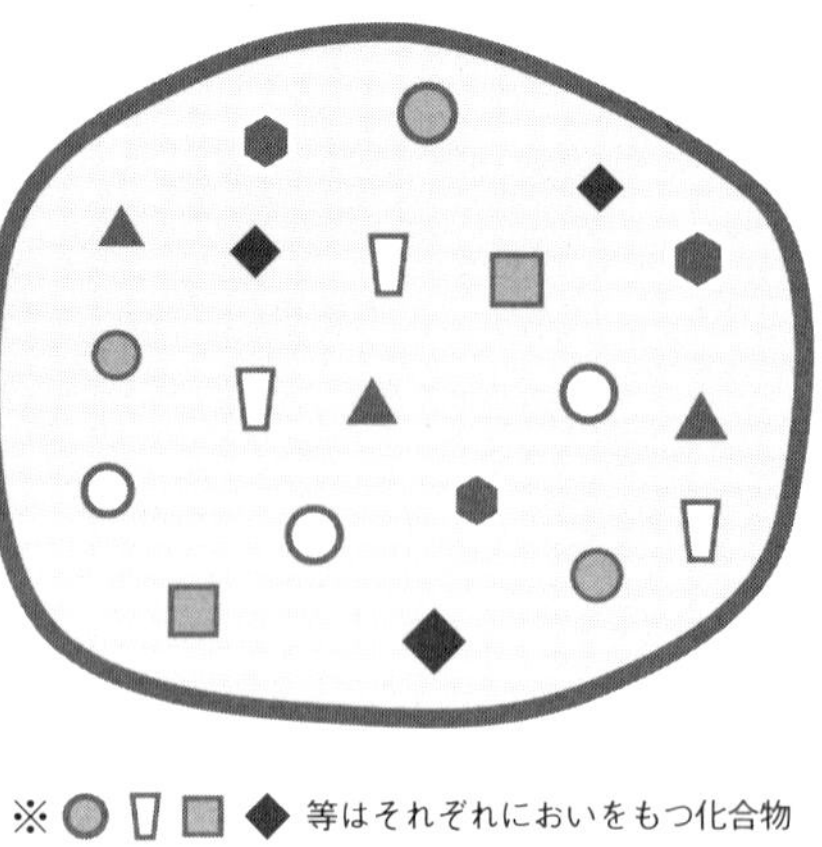

図１　においは多成分の混合体

現在地上に存在する約２００万種類といわれる化合物のうち、約40万種類の化合物はにおいを持っているといわれている（文献１・文献２）。焼き肉のにおいでも、タバコのにおいでも、花のかおりでも、私たちが日常生活で嗅いでいるにおいは、これらの化合物の混合物といえる。単一の化合物で構成されているにおいは、私たちの身の回りではほとんどない。学校の理科の教室で嗅ぐ試薬のにおいか、工場で使う薬品臭ぐらいのものかもしれない。

このように、においとは多成分の混合体であることが、においの第一の特徴である。

次の特徴は、人間の鼻は、非常に薄い濃度でも感じることができるという点である。もちろん犬にはかなわないが、最新の高感度の分析機器と比較しても、負けることはない。アミルメルカプタンという化合物を例にして検討してみよう。アミルメルカプタンはいわゆる強烈なにおい物質のひとつである。アミルメルカプタンの濃度が 0.00000078 ppm のとき、人間はにおいを感じ始めることができるといわれている。ppm という単位は１００万分の１ということであるから、言い換えれば、あのプロ野球で有名な東京ドーム（容積約１２４万m^3）内に、このアミルメルカプタンをわずかガスで数cc程度含まれるだけで、ドーム内がにおってしまうのである。アミルメルカプタンは極端な例であるが、におい分子によっては、これだけ薄い濃度でも人間はにおいをわずかにも感じることができる。現在の最新の分析機器を用いても、濃縮しない限り、この濃度を直接検出することはできない。

このように、人間の嗅覚は意外と低濃度まで感じる能力を持っていることがわかる。ここではアミルメルカプタンを例に挙げたが、それ以外にカビ臭であるジオスミン、糞便臭であるスカトール、魚の腐敗臭といわれているトリメチルアミンなども、非常に薄い濃度でも人間の鼻は感じることができる。

ここでは人間の嗅覚は比較的感度がよいことだけを述べておこう。

1-2 幅広い濃度幅を嗅げる人間の鼻

人間とにおい物質との関わりで、もうひとつにおいの特徴を記載しておかなくてはならない。この特徴とは、においを感じる人間の感覚量（強度）は、におい物質の濃度の対数に比例するというものである。わかりやすく説明すると、におい物質の濃度が10倍になっても、人間の感覚では、10倍には感じず、せいぜい2倍程度にしか感じないという特徴である。この特徴はウェバー・フェヒナーの法則といわれている。

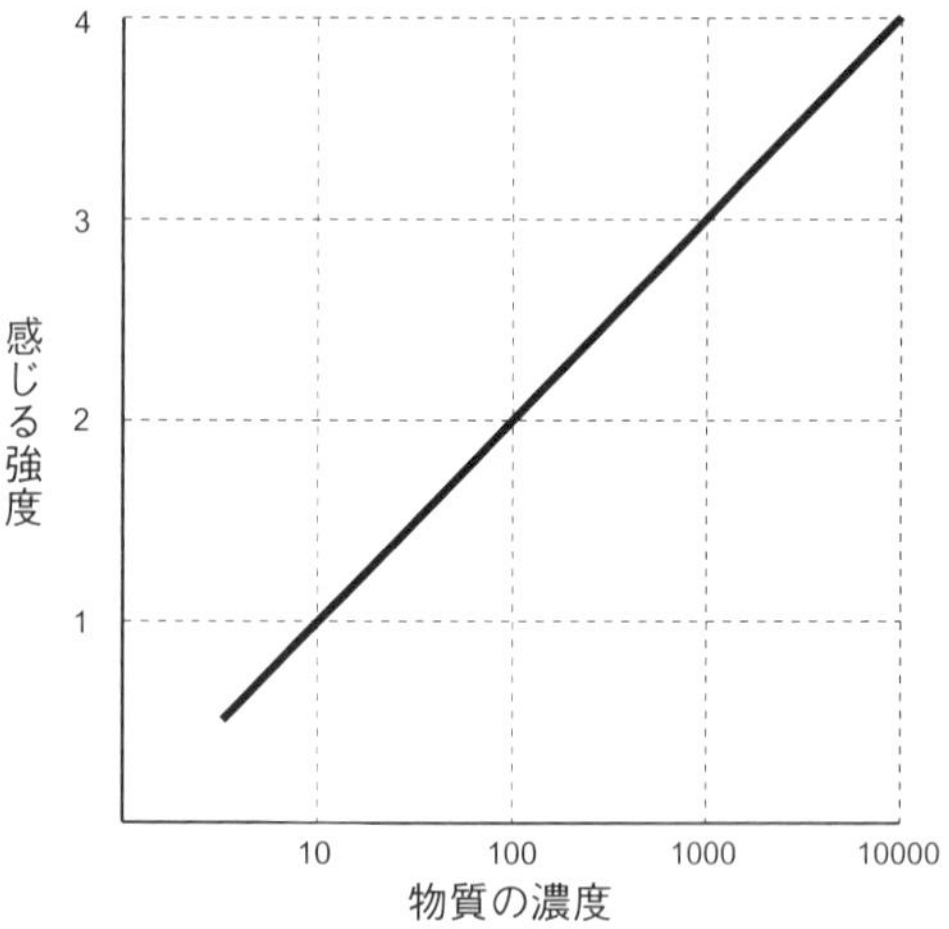

図２　におい物質の濃度と感覚量の関係

この概念を図示したのが図2である。この特徴は、人間にとって優れた機能といえる。すなわち、極低濃度から高濃度まで幅広いレンジにおいても、においを嗅ぐことができるということである。図2の横軸は対数目盛になっており、幅広いレンジに対応している。

その反面、人間の嗅覚は、微妙な濃度差を識別するのは難しい。この特徴は非常に重要で、人間の嗅覚は極低濃度から高濃度までバランスよく嗅ぐことができることを意味している。この特徴は嗅覚のみに関して成り立つだけでなく、聴覚など他の感覚にも共通する特徴といわれている。においの問題を考えるとき、これらの特徴を十分に理解して取り組む必要がある。

1-3 嗅覚は現在でも大事なセンサー

現代の私たちは、視覚や聴覚は必要以上に使用している反面、嗅覚はあまり使っていないといわれている。確かに、私たちは外部からの情報は、テレビ、新聞、インターネットから入手するのがほとんどであり、においを嗅いで、いろいろなことを判断することはほとんどなくなってしまった。

大昔、文明が発達していなかった時代には、人間にとって嗅覚は、最も重要な器官であったはずである。他の動物に襲われないためにも、腐敗したものを食べないためにも、また、山火事から逃げ出すためにも、嗅覚を使って生きながらえてきたといえる。逆に嗅覚を失ったら、人間は当然ながら生きてはいけなかった。

しかし、現在でも私たちにとって嗅覚は重要な器官であることは間違いない。ガス漏れを鼻で検知することにより、未然に事故を防ぐこともできるし、また室内のカビ対策も、科学技術が進んだ現代においても、人間の鼻が頼りになる。

私だけではないと思うが、都会に住んでいる人は、たまに空気のおいしい高原や山などに出かけると、空気のおいしさに感激する。都会の空気と高原の空気とでは、においにわずかな差があり、この差を私たちは、空気の快適さで感じているのである。快適なおいしい空気を感じるには、まだまだ鼻は重要である。おいしい食べ物も、味覚だけで感じるのではなく、嗅覚もおいしさの重要な因子になっているといわれている。

このように嗅覚は、現在においても必要な重要な器官ではあるが、年々隅に追いやられた器官であることも事実である。私は、人間の五感のひとつである嗅覚を、現代社会においても、今まで以上に使用していく必要があるのではないかと考えている。

1-4 においを感じるメカニズム

この本では、環境におけるにおいの問題について記載しており、においを感じるメカニズムについては対象としていないが、においの問題を考える場合、最も基本的なことであるので、簡単に説明したい。聴覚や視覚と比較して、においを感じるメカニズムについては、非常に複雑で、最近になって大筋は解明されてきてはいるが、詳細な点については、新しい知見が毎年出されている状況であり、現在は解明途上の段階といえるかもしれない。詳しいメカニズムを

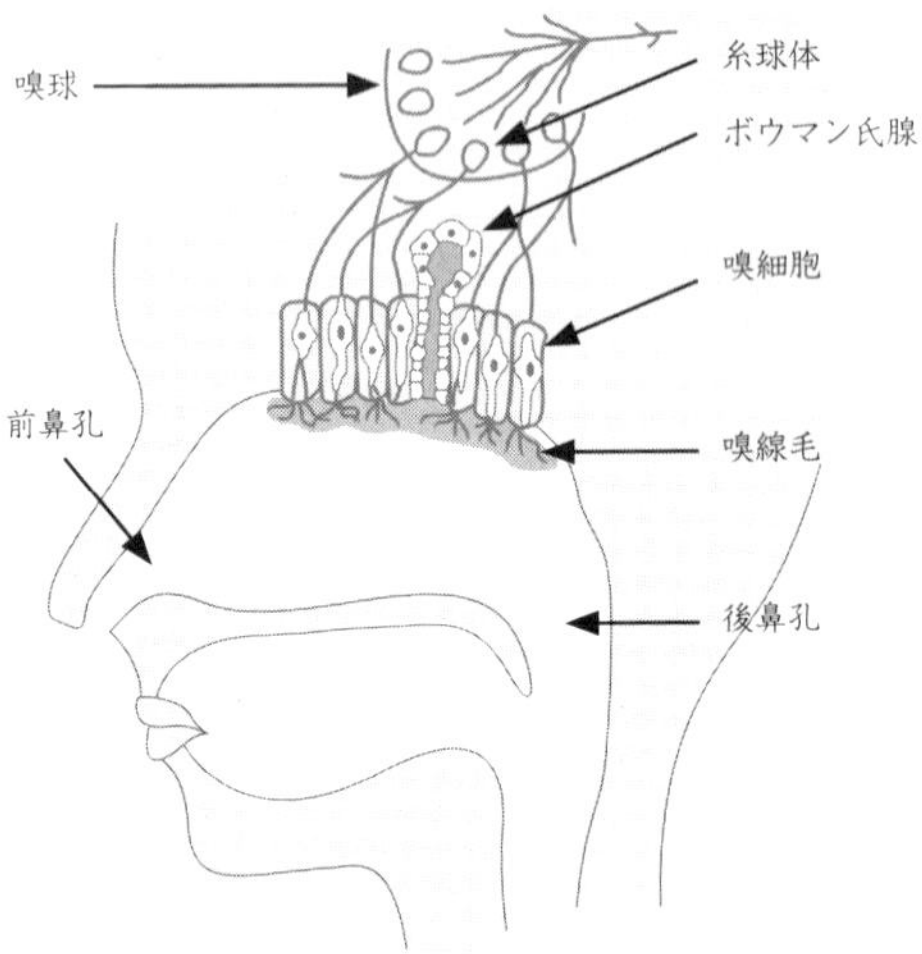

図3 においを感じる仕組み

お知りになりたい方は、最近の資料（文献３・文献４・文献５）を参照して欲しい。

もちろん、人間はにおいを鼻で感じる。鼻の中に入ったにおい分子は、鼻腔の上部でボウマン氏腺から排出される粘液に溶け込む。粘液の中には嗅細胞の一部である嗅線毛があり、嗅粘液に溶け込んだにおい分子は、最初にこの嗅線毛に接触する。嗅線毛には、においを受容する受容タンパク質があり、粘液に溶け込んだにおい分子がこのにおい受容タンパク質と接触すると、嗅細胞の中でインパルスという活動電位を発生する。嗅細胞から生じたこの電気信号は嗅球を通り、脳に到達し、においが感知される。

この受容タンパク質には４００種類に近いセンサーがあり、数千万個あるといわれている人間の嗅細胞にはそれぞれのセンサーが割り振られている。人間は、多くのにおい成分を感じることができるのは、約４００種類に近いセンサーの複雑な組み合わせのためである。

一般的ににおいは、空気を吸ったときに鼻の穴から入り、嗅細胞で感じるが、食べ物や飲み物のかおりは、一部は咽から後鼻腔を通じて逆流し、嗅細胞で感じるともいわれている。ビールの咽越しの美味しいかおりも同様である。

１-５　好きなにおい、嫌いなにおい

ここでは、環境問題においては大事な要素である、においの好き嫌いについて考えてみよう。その人が生まれてから、どのような環境に育ち、どのような食事をしてきたかなど、いわゆるその人の生

活歴が、においの好き嫌いに大きく影響していると思われる。礒貝が記載しているように、カナダのイヌイットがいわゆる、多くの人が大嫌いな靴下の蒸れたにおいといわれているイソ吉草酸のにおいを比較的好みのにおいと回答した事例もある（文献6）。

海外の事例をあげるまでもなく、日本においても納豆のにおいは関東の多くの人にとっては、食欲を誘う好みのにおいだが、関西の人にとっては、遠慮したいにおいのようだ。全国で寄せられる悪臭苦情の対象となる工場の中には、コーヒーの焙煎工場、菓子製造工場などの一見快いにおいでも悪臭苦情になるのである。快いにおいでも、場合によると悪臭になってしまう。同じにおいでも、人により好みが異なるということは、理解しておかなくてはならない事実であり、におい問題の難しさでもある。

においのことで、このような難しい問題にぶつかると、私は同じように感覚への影響である騒音の場合を考えてみることにしている。騒音の場合も同じようなことがいえるようである。例えば、名ピアニストが奏でる音でも、徹夜で仕事をし、いざ寝ようとしている隣人にとっては、騒音になってしまう。

私が教えていた理科系の大学院生に、好きなにおいと嫌いなにおいについてのアンケート調査を行った。その結果を表1に示した。もちろん、いろいろなにおいが出てくるが、好きなにおいについて整理してみると、いくつかのグループにまとめることができる。ひとつのグループは「自然のかおり」を中心としたもので、森林のにおい、花のかおりなどが含まれる。次のグループは「清潔感のあるにおい」である。具体的には、干した後の布団のにおい、洗濯したての服のにおいなどが含まれる。3

表１　アンケートによるにおいの好き嫌い調査結果

性別	好きなにおい	嫌いなにおい
男	ベビーパウダーのにおい、滝のにおい、アルマーニの香水のにおい	トルエン臭（頭が痛くなる）、早朝の新宿のにおい、雨の日のムアッとしたにおい
男	花	溶媒、口臭、体臭
男	濃いお茶	あまりなし
男	石鹸のにおい、香水などに入っている甘いかおり、森林のにおい	トイレのにおい、ガソリンのにおい
女	果物のようなみずみずしいかおり	タバコのにおい、トイレのにおい
女	花	香水
女	メンズモノの香水（ブルガリ系のツンとしたサッパリもの）、焼きたてのパンとかケーキのにおい、洗濯したての洋服のにおい（洗剤のにおい）	下水っぽいにおい
女	無臭、ミント系、柑橘系	トイレのにおい、ゴミのにおい、甘ったるいにおい、汗臭いにおい、ラベンダー（ポプリ系）、カビ、下水
女	アロマオイル（ローズ系）、グレープフルーツなど柑橘系、ミント系、アイロンのにおい、お茶、畳、ヒノキ、コーヒー、干したてを取り込んだときの布団のにおい	トイレ、生ゴミ、イオウ、タバコ、焼肉を食べた後の服に付いたにおい
男	花のにおい、香水（ジッポのオイル）、バラのにおい、女性が使う化粧品のにおい、夜中に外に出たときに感じる澄んだ空気のにおい	汗のにおい、運動後そのままの衣類のにおい、こげた料理のにおい、あまりにも強烈な香水のにおい
女	公園の花のかおり、空腹時の食べ物のにおい	ゴミのにおい（特にゴミ収集車）、強烈なにおいだと好きなにおいでも嫌になる
男	干した後の布団	汗臭さ
男	石鹸、バニラエッセンス、うな重、ハッカ系、焼きたてパン、ガソリン	タバコ、加齢臭、汗臭い、ぬか漬け
男	美味しそうな食べ物のにおい	鼻にツンとくるようなにおい
男	食事、メントール系、晴れた日のくさっぱ、林、渓谷	蒸れたにおい全般
男	食べ物系のにおい	排気ガスのにおい
男	食べ物のかおり	アミン類のにおい
男	食べ物のにおい	化学物質のにおい
男	花のにおい	下水のにおい、アンモニアのにおい
男	酢酸エチル	アミン、アルデヒド、THF
男	香ばしいにおい、花のにおい	腐ったにおい
男	甘いかおり、食べ物のにおい	生ゴミ、体臭、汗が乾いたにおい
男	お茶、果物（桃など）	生ゴミ、タバコ、スチレン
男	醤油がこげるにおい、柑橘類のにおい、日本茶、洗い立ての洗濯物	腐ったにおい（肉など）、有機溶媒全般
男	シャンプーや石鹸のにおい、制汗剤のにおい	タバコのにおい、生渇きの洗濯物、腐ったにおい
男	オレンジやみかんなど柑橘系のにおい	どぶ川、ゴミ収集車、建設現場の塗料のにおい
男	適度に甘いかおり	腐敗集、強すぎる香水のにおい
男	食べ物、植物のにおい	人間の体から出てくるにおい
男	ラズベリー、黄梅	ゴミ
女	グレープフルーツのにおい、洗顔料のにおい	ラーメン屋の麺をうでるにおい、栗の花のにおい、タバコ、コンビニのにおい、油のにおい、隣の家がペットのシート（おしっこ）を燃やすにおい
男	石鹸のかおり、森（草木）のかおり	生魚のにおい、ガソリンのにおい
女	果実のにおい、お香、花のにおい、石鹸のにおい、香水	アルデヒド（実験で嗅ぐ）、息が通らない駅構内、雨の日の電車の中（人ごみのにおい）
男	強すぎない香料のにおい、石鹸のにおい	有機溶媒のにおい、ラベンダー、強い香水

番目のグループは「食べ物のにおい」であり、果物のにおい、焼きたてのパンなどの記載がある。最後のグループは「香料関係のにおい」である。ミント系のにおい、石鹸のかおり、などが含まれる。

このように人間が好きなにおいをグループ分けすると、「自然のかおり」、「清潔感のあるにおい」、「食べ物のにおい」、「香料関係のにおい」に分けることができるが、このグループに入らないものも当然あるわけで、それがまたにおいの面白さでもある。

次に、嫌いなにおいは、好きなにおいの反対のにおいになるが、まず、トイレ臭など「腐敗、衛生面から問題となるにおい」があげられる。トイレ臭は、汲み取りの時代を経験した人はそれほどでもないが、水洗トイレきり経験したことのない世代にとっては嫌いなにおいの代表になってしまう。また、自動車排ガス臭、たばこ臭など「健康に影響がありそうなにおい」も嫌いという人が多い。この他、加齢臭ノナナールで代表されるような「体臭、口臭、汗臭などのにおい」も近年問題とする人が多くなっている。

においの好き嫌いは、地域、年代、生活歴など多くの要因が原因となっており、人によりかなり異なっている。科学技術が進歩したといわれる現在においても、難しい問題である。

1-6 化学物質がにおい始める濃度(現代人にも残っている大昔の嗅力)

人間は、におい化合物の濃度が濃ければ、においを強く感じるが、極端に薄くなれば、当然ながら、においを感じなくなる。人間がにおいを感じはじめる最小の濃度のことを嗅覚閾値《きゅうかくいきち》あるいは嗅覚閾値濃度という。この嗅覚閾値は、世界の研究者によって求められているが、世界的に最も信頼できる嗅覚閾値のデータは日本環境衛生センターの永田好男氏により求められ、１９８８（昭和63）年に報告された（文献７）。永田氏は、後述する三点比較式臭袋法という測定方法を用いて２２３種類のにおい化合物の嗅覚閾値を測定している。その結果を表２に記載した。永田氏が発表する前は、レオナルドス（Leonardos）らが53種類の化学物質について嗅覚閾値を発表しているが（文献８）、測定精度に問題があり、信頼できるものではなかった。

表２に記載した永田氏の嗅覚閾値のデータをみると、化合物の種類により嗅覚閾値の値が高かったり低かったり、大きく異なっていることがわかる。その中で、嗅覚閾値が比較的低濃度の物質は、薄いにおいでも人間が感じるにおいであり、人間にとって鋭敏なにおい化合物といえる。

表のデータを見ると、非常に面白いことがわかる。表中の嗅覚閾値が低濃度の化合物は、どれも大昔に人間が生きていくために、必要なにおいであったといえる。

例えば、表２の中の嗅覚閾値が低濃度の物質は、アルデヒド類、メルカプタン類、アミン類、ジオスミン、スカトールなどだが、アルデヒド類はいわば焦げ臭の代表といわれるにおいであり、大昔の人びとにとっては山火事が発生したとき、このにおいに早く気が付き、逃げなくてはならなかったのである。また、メルカプタン類は腐敗した食べ物から発散するにおいであり、消費期限が記載されていなかった大昔には、食べ物が腐っているかどうかは自分の鼻でくんくん嗅ぎ分けなくてはならなかった。アミン類は魚の腐敗臭であり、ジオスミンはカビ臭である。スカトールは糞便臭であり、狩猟の際には人間はこのにおいを嗅ぎながら、動物を追いかけたのである。このように現代の人間においても、人間が生きていくために必要な嗅覚の能力の余韻を残しているとみることもできる。

これに対し、表2の中のベンゼン（嗅覚閾値2・7ppm）トルエン（嗅覚閾値0・33ppm）、アセトン（嗅覚閾値42ppm）などは比較的嗅覚閾値が高い化学物質である。言い換えれば、人間にとっては濃度が高くなければ感じない物質であり、感度が低い物質である。大昔の人間は、これらの化合物に感度が低くても、生きていくことには支障が少なかったのである。このように、人間の嗅覚は、大昔の人間の生活の影響を現在においてもまだ残しているといえる。

永田氏が何年もかけて実験をし、発表されたこのデータは、環境問題におけるにおいの研究を進める上で最も重要な基本データであり、においの問題を科学的に取り扱うことを可能にした突破口になるものである。

表2　におい物質の嗅覚閾値濃度（1 ／ 2）
（日本環境衛生センター 永田氏の文献より）

臭気物質	嗅覚閾値 (ppm)	臭気物質	嗅覚閾値 (ppm)	臭気物質	嗅覚閾値 (ppm)
ホルムアルデヒド	0.5	アンモニア	1.5	β - ピネン	0.033
アセトアルデヒド	0.0015	メチルアミン	0.035	リモネン	0.038
プロピオンアルデヒド	0.001	エチルアミン	0.046	メチルシクロペンタン	1.7
n- ブチルアルデヒド	0.00067	n- プロピルアミン	0.061	シクロヘキサン	2.5
イソブチルアルデヒド	0.00035	イソプロピルアミン	0.025	メチルシクロヘキサン	0.15
n- バレルアルデヒド	0.00041	n- ブチルアミン	0.17	ギ酸メチル	130
イソバレルアルデヒド	0.0001	イソブチルアミン	0.0015	ギ酸エチル	2.7
n- ヘキシルアルデヒド	0.00028	sec- ブチルアミン	0.17	ギ酸 n- プロピル	0.96
n- ヘプチルアルデヒド	0.00018	tert- ブチルアミン	0.17	ギ酸イソプロピル	0.29
n- オクチルアルデヒド	0.00001	ジメチルアミン	0.033	ギ酸 n- ブチル	0.087
n- ノニルアルデヒド	0.00034	ジエチルアミン	0.048	ギ酸イソブチル	0.49
n- デシルアルデヒド	0.0004	トリメチルアミン	0.000032	酢酸メチル	1.7
アクロレイン	0.0036	トリエチルアミン	0.0054	酢酸エチル	0.87
メタアクロレイン	0.0085	アセトニトリル	13	酢酸 n- プロピル	0.24
クロトンアルデヒド	0.023	アクリロニトリル	8.8	酢酸イソプロピル	0.16
メチルアルコール	33	メタアクリロニトリル	3	酢酸 n- ブチル	0.016
エチルアルコール	0.52	ピリジン	0.063	酢酸イソブチル	0.008
n- プロピルアルコール	0.094	インドール	0.0003	酢酸 sec- ブチル	0.0024
イソプロピルアルコール	26	スカトール	0.0000056	酢酸 tert- ブチル	0.071
n- ブチルアルコール	0.038	エチル -o- トルイジン	0.026	酢酸 n- ヘキシル	0.0018
イソブチルアルコール	0.011	プロパン	1500	プロピオン酸メチル	0.098
sec- ブチルアルコール	0.22	n- ブタン	1200	プロピオン酸エチル	0.007
tert- ブチルアルコール	4.5	n- ペンタン	1.4	プロピオン酸 n- プロピル	0.058
n- アミルアルコール	0.1	イソペンタン	1.3	プロピオン酸イソプロピル	0.0041
イソアミルアルコール	0.0017	n- ヘキサン	1.5	プロピオン酸 n- ブチル	0.036
sec- アミルアルコール	0.29	イソヘキサン	7	プロピオン酸イソブチル	0.02
tert- アミルアルコール	0.088	3- メチルペンタン	8.9	n- 酪酸メチル	0.0071
n- ヘキシルアルコール	0.006	2,2- ジメチルブタン	20	イソ酪酸メチル	0.0019
n- ヘプチルアルコール	0.0048	2,3- ジメチルブタン	0.42	n- 酪酸エチル	0.0004
n- オクチルアルコール	0.0027	n- ヘプタン	0.67	イソ酪酸エチル	0.00022
イソオクチルアルコール	0.0093	イソヘプタン	0.42	n- 酪酸 n- プロピル	0.011
n- ノニルアルコール	0.0009	3- メチルヘキサン	0.84	n- 酪酸イソプロピル	0.0062
n- デシルアルコール	0.00077	3- エチルペンタン	0.37	イソ酪酸 n- プロピル	0.002
2- エトキシエタノール	0.58	2,2- ジメチルペンタン	38	イソ酪酸イソプロピル	0.035
2-n- ブトキシエタノール	0.043	2,3- ジメチルペンタン	4.5	n- 酪酸 n- ブチル	0.0048
1- ブトキシ 2- プロパノール	0.16	2,4- ジメチルペンタン	0.94	n- 酪酸イソブチル	0.0016
フェノール	0.0056	n- オクタン	1.7	イソ酪酸 n- ブチル	0.022
o- クレゾール	0.00028	イソオクタン	0.11	イソ酪酸イソブチル	0.076
m- クレゾール	0.00010	3- メチルペンタン	1.5	n- 吉草酸メチル	0.0022
p- クレゾール	0.000054	4- メチルペンタン	1.7	イソ吉草酸メチル	0.0022

表２　におい物質の嗅覚閾値濃度（２／２）
（日本環境衛生センター 永田氏の文献より）

臭気物質	嗅覚閾値 (ppm)	臭気物質	嗅覚閾値 (ppm)	臭気物質	嗅覚閾値 (ppm)
ジオスミン	0.0000065	2,2,4- トリメチルペンタン	0.67	n- 吉草酸エチル	0.00011
酢酸	0.006	2,2,5- トリメチルヘキサン	0.9	イソ吉草酸エチル	0.000013
プロピオン酸	0.0057	n- ノナン	2.2	n- 吉草酸 n- プロピル	0.0023
n- 酪酸	0.00019	n- デカン	0.87	イソ吉草酸 n- プロピル	0.000056
イソ酪酸	0.0015	n- ドデカン	0.11	イソ吉草酸 n- ブチル	0.012
n- 吉草酸	0.000037	プロピレン	13	イソ吉草酸イソブチル	0.0052
イソ吉草酸	0.000078	1- ブテン	0.36	アクリル酸メチル	0.0035
n- カプロン酸	0.0006	イソブテン	10	アクリル酸エチル	0.00026
イソカプロン酸	0.0004	1- ペンテン	0.1	アクリル酸 n- ブチル	0.00055
二酸化イオウ	0.87	1- ヘキセン	0.14	アクリル酸イソブチル	0.0009
硫化カルボニル	0.055	1- ヘプテン	0.37	メタアクリル酸メチル	0.21
硫化水素	0.00041	1- オクテン	0.001	2- エトキシエチルアセテート	0.049
硫化メチル	0.003	1- ノネン	0.00054	アセトン	42
メチルアリルサルファイド	0.00014	1,3- ブタジエン	0.23	メチルエチルケトン	0.44
硫化エチル	0.000033	イソプレン	0.048	メチル n- プロピルケトン	0.028
硫化アリル	0.00022	ベンゼン	2.7	メチルイソプロピルケトン	0.5
二硫化炭素	0.21	トルエン	0.33	メチル n- ブチルケトン	0.024
二硫化メチル	0.0022	スチレン	0.035	メチルイソブチルケトン	0.17
二硫化エチル	0.002	エチルベンゼン	0.17	メチル sec- ブチルケトン	0.024
二硫化アリル	0.00022	o- キシレン	0.38	メチル tert- ブチルケトン	0.043
メチルメルカプタン	0.00007	m- キシレン	0.041	メチル n- アミルケトン	0.0068
エチルメルカプタン	0.0000087	p- キシレン	0.058	メチルイソアミルケトン	0.0021
n- プロピルメルカプタン	0.000013	n- プロピルベンゼン	0.0038	ジアセチル	0.00005
イソプロピルメルカプタン	0.000006	イソプロピルベンゼン	0.0084	オゾン	0.0032
n- ブチルメルカプタン	0.0000028	1,2,4- トリメチルベンゼン	0.12	フラン	0.9
イソブチルメルカプタン	0.0000068	1,3,5- トリメチルベンゼン	0.17	2,5- ジヒドロフラン	0.093
sec- ブチルメルカプタン	0.00003	o- エチルトルエン	0.074	塩素	0.049
tert- ブチルメルカプタン	0.000029	m- エチルトルエン	0.018	ジクロロメタン	160
n- アミルメルカプタン	0.00000078	p- エチルトルエン	0.0083	クロロホルム	3.6
イソアミルメルカプタン	0.00000077	o- ジエチルベンゼン	0.0094	トリクロロエチレン	3.9
n- ヘキシルメルカプタン	0.000015	m- ジエチルベンゼン	0.07	四塩化炭素	406
チオフェン	0.00056	p- ジエチルベンゼン	0.00039	テトラクロロエチレン	0.77
テトラヒドロチオフェン	0.00062	n- ブチルベンゼン	0.0085		
二酸化窒素	0.12	α - ピネン	0.018		

第１章　においとは何か

コラム１　世界一くさい花

世界一くさい花を調べると、多くの文献にはスマトラオオコンニャク（別名ショクダイオオコンニャク）が記載されている。サトイモ科の植物でインドネシア、スマトラ島に自生する。不快な臭質、すなわち動物の腐敗臭を発するというので死体花ともいわれている。このスマトラオオコンニャクの花は数年に一度きり咲かないというので、開花すると何処の国でも、一目見ようと人が殺到するらしい。

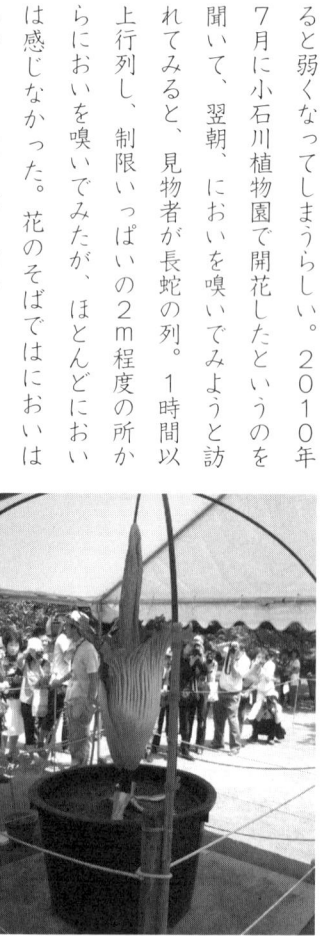

しかし残念なことには、咲くのは二日間程度で、そのにおいも開花後8時間を過ぎると弱くなってしまうらしい。２０１０年７月に小石川植物園で開花したというのを聞いて、翌朝、においを嗅いでみようと訪れてみると、見物者が長蛇の列。１時間以上行列し、制限いっぱいの２ｍ程度の所からにおいを嗅いでみたが、ほとんどにおいは感じなかった。花のそばではにおいはあったらしい。次回を期待しよう。

第２章　人間のにおいの感じ方

前章では、主ににおいの特徴について記載したが、この章においては、私たちとにおいとの関係について取り上げたい。鼻のよさは、男女で差があるのか、年齢を重ねると、嗅力はどの程度劣るのか、嗅覚異常者はどの程度存在するのか、日本人と外国人で嗅力に差があるのか、などについて解説したい。鼻の能力には、識別能力、検出能力、表現能力など各種の能力があるが、ここでは「どの程度まで薄い濃度を感じることができるか」という尺度である「嗅覚閾値」について主に取り上げる。また、人間の嗅覚の能力については、各種の実験結果があるが、ここではあくまでも私たちが行った実験による結果であることもお断りしておく。

2-1　嗅力の検査方法

最初に人間の嗅力はどのように検査するのかについて簡単に説明しよう。人間の五感の中でも視力については、誰もが経験したことがあるように、数メートル離れた地点から、片目を隠して、ひらがななどを読み取ったり、円の一部の欠けた方向を当てるなどにより、その人の視力が、1.5であったり、0.6であったり判定される。聴力については、各種の検査方法があるようであるが、特定の周波数の純音を用いて、何デシベル程度の音が聞き取れるかどうかを検査する方法などがある。

それでは嗅力の検査はどのように行うのであろうか。人間の嗅覚の程度を最初に定量的に測定したのは、19世紀末にオランダの生理学者であるツワーデマーカーであるが、必ずしも定量性に優れていた方法とはいえなかった。現在最も信頼できる嗅力の検査方法は、今から40年ほど前に群馬大学の高木貞敬らが開発した基準臭液を用いる方法である。高木らは嗅覚障害者の検査用に開発したが、その後、基準臭液の濃度などが変更され、嗅力の検査用に使われている。

具体的には、濃度の異なる液体を細長い紙の先端に付け、においの有無を判断する。用いる5種類の基準臭液の種類は、β-フェニルエチルアルコール、メチルシクロペンテノロン、イソ吉草酸、γ-ウンデカラクトン、スカトールの5種である。これら5種類の基準臭液について、濃度がそれぞれ約3倍ずつ異なるものを用意する（図４参照）。

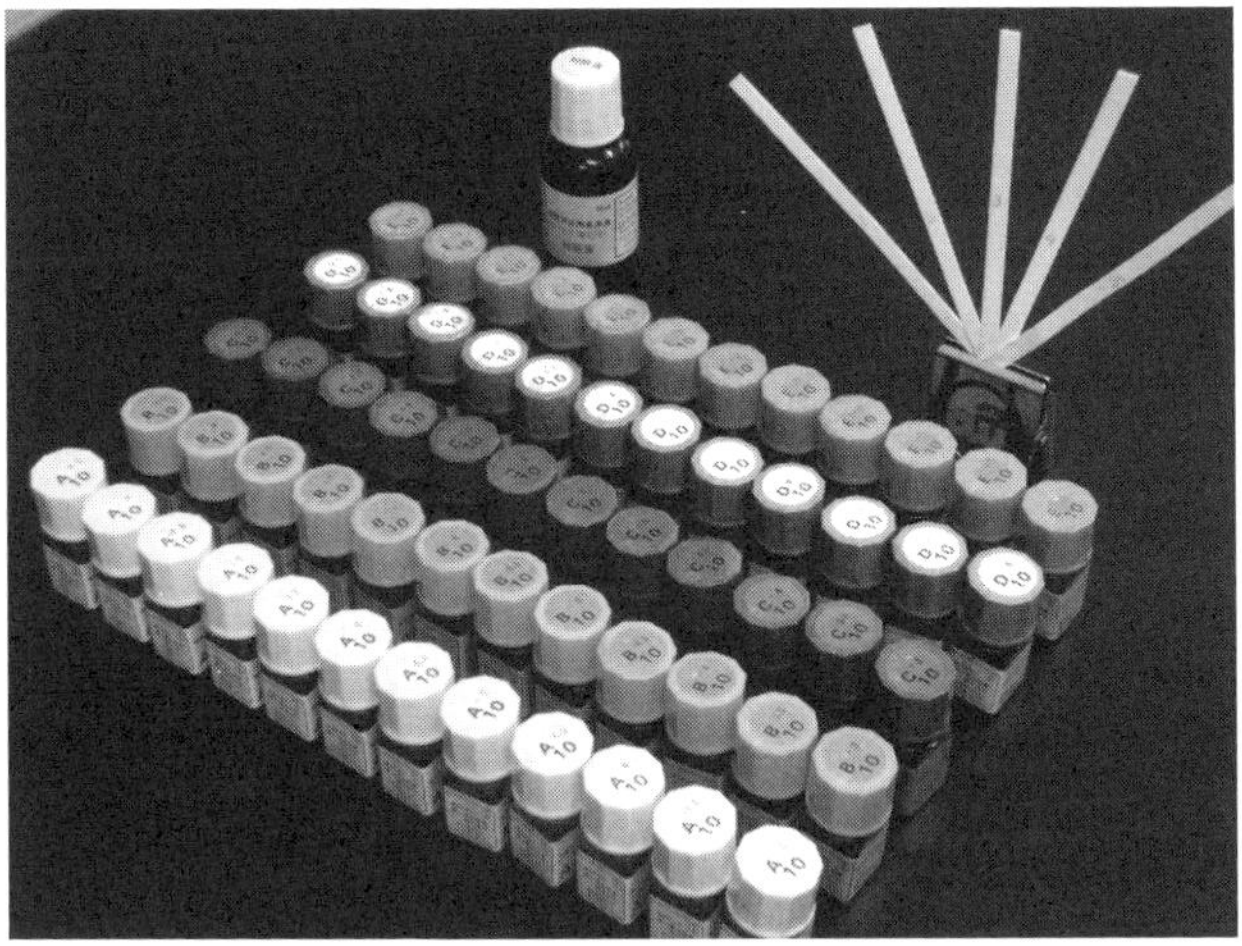

図４　嗅力検査用基準臭液

検査の方法は図5に示すように、５本のにおい紙のうち2本に、先端１cmのところまでその基準臭液をしみこませ、残りの３本には、見ただけではわからないように、無臭の流動パラフィンを同様に付けておく。被験者はこの5本のにおい紙を嗅ぎ、においがあると思う2本のにおい紙の番号を回答する（この方法はにおい紙による5-2法といわれる）。回答が正解であれば更に約3倍ずつ薄い濃度で同様に試験を行う。基準臭液の濃度が濃いときは、無臭の液と区別がつきやすく正解になるが、試薬の濃度がだんだん薄くなると、無臭の液と区別がつかなくなり、正しく選べなくなってしまう。どの濃度まで正解になるかをこの検査により求めるのが、この嗅力検査方法である。

例えば、イソ吉草酸の場合、$10^{-6.0}$（1ppm）までは正確に選ぶことができたが、$10^{-6.5}$（0・3ppm）では不正解になった場合には、この被験者のイソ吉草酸の嗅覚閾値は$10^{-6.0}$ということになる。指数の部分で6・0と示すこともある。このようにして、5基準臭液に対する嗅覚閾値が求められる。

2-2　嗅力検査の結果

この方法を用いて日本人521人の嗅力が岩崎らによって調べられている（文献9）。その結果を表3に示した。この表における嗅覚閾値の数値は10^{-x}のXを表している。すなわち、嗅覚閾値6・0とは、10^{-6}の濃度に嗅覚閾値はある人数を示しており、イソ吉草酸の場合は、その濃度が閾値になる被験者は表3では137人ということになる。

この結果、日本人の嗅力はきれいな山形の形をした分布になっていることがわかる。また、一部ではあるが、この山から外れる嗅覚異常者の分布があることも

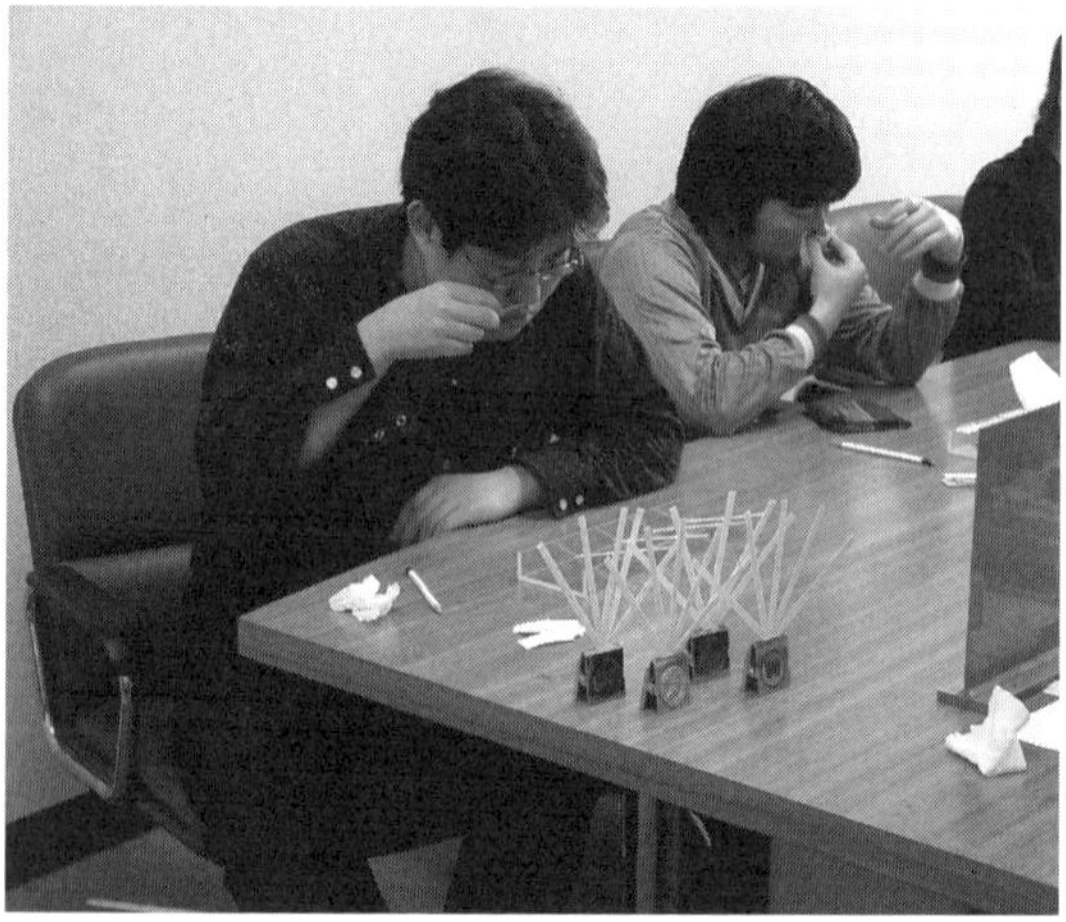

図5　嗅覚検査の風景

わかる。

また、5種類の基準臭液について、環境省においても取りまとめられており、その結果は表4のように報告されている。

2-3　嗅覚異常者はどの程度いるのか

表3に示された日本人の嗅覚閾値の分布を、概念的に図示したのが図6である。この図に示されるように嗅覚閾値の分布は、大小の2つの山型になる。このうち、大きな山は嗅覚正常者の山であり、小さな山は嗅覚が正常ではない、いわば嗅覚異常者の山である。それぞれの基準臭について、ひとつでも、この嗅覚異常者の分布に入っている人は被験者の約5%存在する。すなわち、日本人20人に1人は嗅覚に多少なりとも問題があるといえる。

アムーアも別の方法で嗅覚異常者の調査を行っている（文献10）が、嗅覚異常者の割合を、被験者の約2%程度としており、岩崎らが行った実験（文献9）と多少異

表3　日本人の嗅力の分布（3基準臭）

基準臭	嗅覚閾値														合計
	≦2.5	3.0	3.5	4.0	4.5	5.0	5.5	6.0	6.5	7.0	7.5	8.0	8.5	9.0	
イソ吉草酸	4	1	1	1	9	42	111	137	154	52	6	2	1	0	521
スカトール	6	1	3	3	4	18	45	65	91	106	104	62	7	6	521
メチルシクロペンテノロン	8	0	3	10	37	128	209	209	21	4	0	0	0	0	521

注：嗅覚閾値の数値は 10^{-X} の X を表している。

表4　日本人の嗅力の分布（5基準臭）

基準臭	被験者数	平均値	標準偏差
β-フェニルエチルアルコール	227	5.35	0.95
メチルシクロペンテノロン	656	5.36	0.66
イソ吉草酸	656	6.01	0.73
γ-ウンデカラクトン	198	5.49	0.76
スカトール	656	6.40	0.96

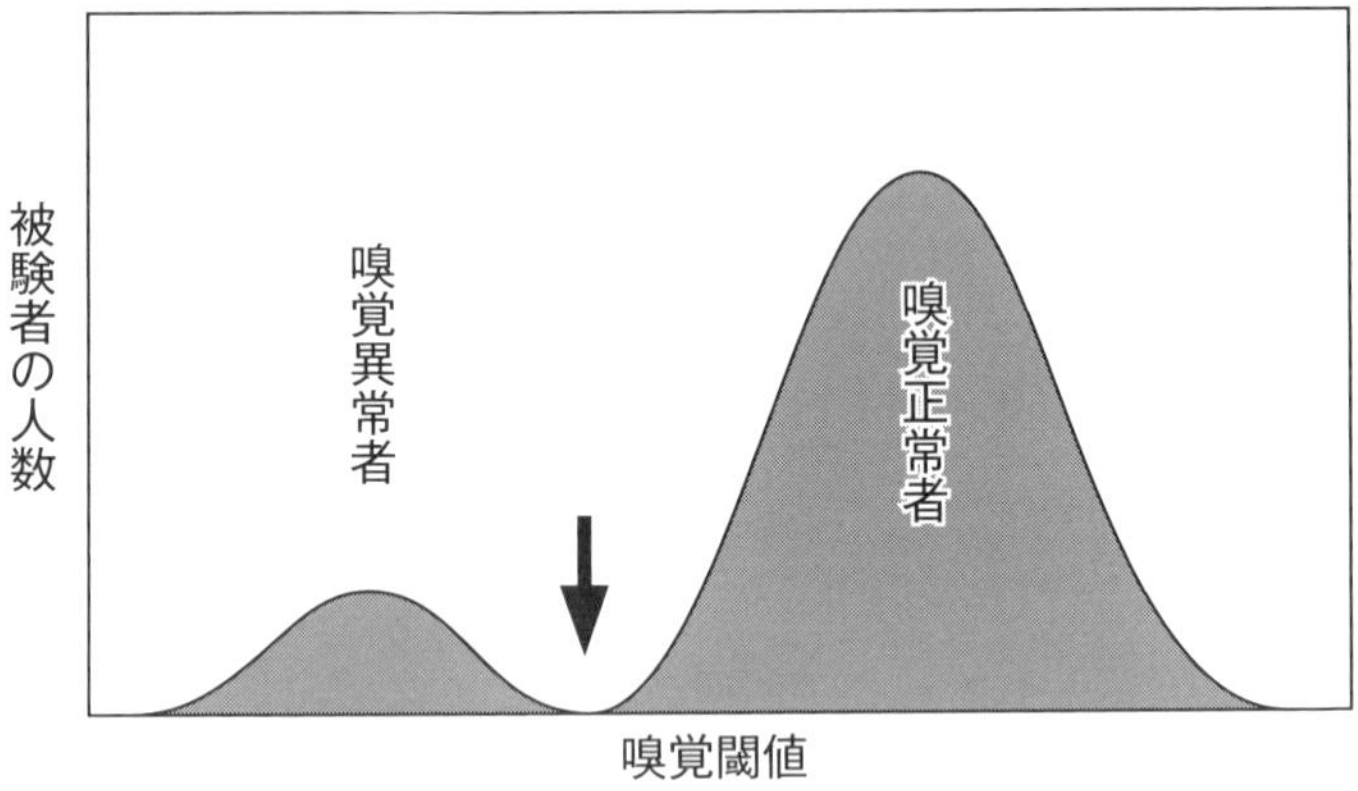

図6　日本人の嗅力の分布の概念図

なる。この原因は、アムーアの実験が一種類のにおい物質（イソ酪酸）で実施したのに対し、岩崎らはイソ吉草酸など3種類のにおい物質を用いて実施したため嗅覚異常者の割合が多少増加したものと考えられる。

嗅覚異常者を詳しく調べてみると、すべてのにおいに対して、嗅力が弱い被験者もいるが、ある特定のにおいだけが感じにくい被験者もいる。後者の被験者を専門的には特異的嗅覚脱出ないしは嗅盲という。

このように嗅覚が正常ではない人の原因については、明らかではないが、被験者によっては、「小さいときに蓄膿症の手術をした」、とか「自動車に乗って、むち打ちをしてからおかしい」、とか、中には「ビールを一気飲みしてからおかしい」などという人もいる。また、興味深いのは、このような嗅覚異常者の約半数は、普段自分の嗅力が他の人と比べて、必ずしも劣ってはいないと回答していることである。このように自覚している割合が低いのは、嗅力が、視力や聴力の減退と比較して、自分で認識しづらい感覚なのかもしれない。

視力の減退は、地図や辞書が見づらくなることから、すぐにでも自覚はできる。聴力の減退は、テレビやラジオの音を大きくすることから、周囲の人にいわれることもあると思うが、嗅力については、美味しい食べ物でも味覚で感じることもあり、なかなかその減退に気がつかない感覚かもしれない。

2-4　男女で嗅力は異なるか

男性と女性で嗅力に差があるのかどうかも非常に興味のあるところである。同じ検査方法を用いて調べた結果を図7に示した。この結果を見ると、においの質により、嗅力に男女差があることがわかる。メチルシクロペンテノロン及びイソ吉草酸は、多少女性のほうが検出能力は高い結果が得られた。しかし、スカトールについては、男女に特有な有意な差が生じていた。その差は、女性の嗅力が年代により大きく異なっていることが大きな原因になっている。すなわち、女性の場合10代、20代においては、スカトールについて男性より高い嗅力を持っているが、30代、40代になると、反対に女性の嗅力は男性より劣ってしまうことを示している。

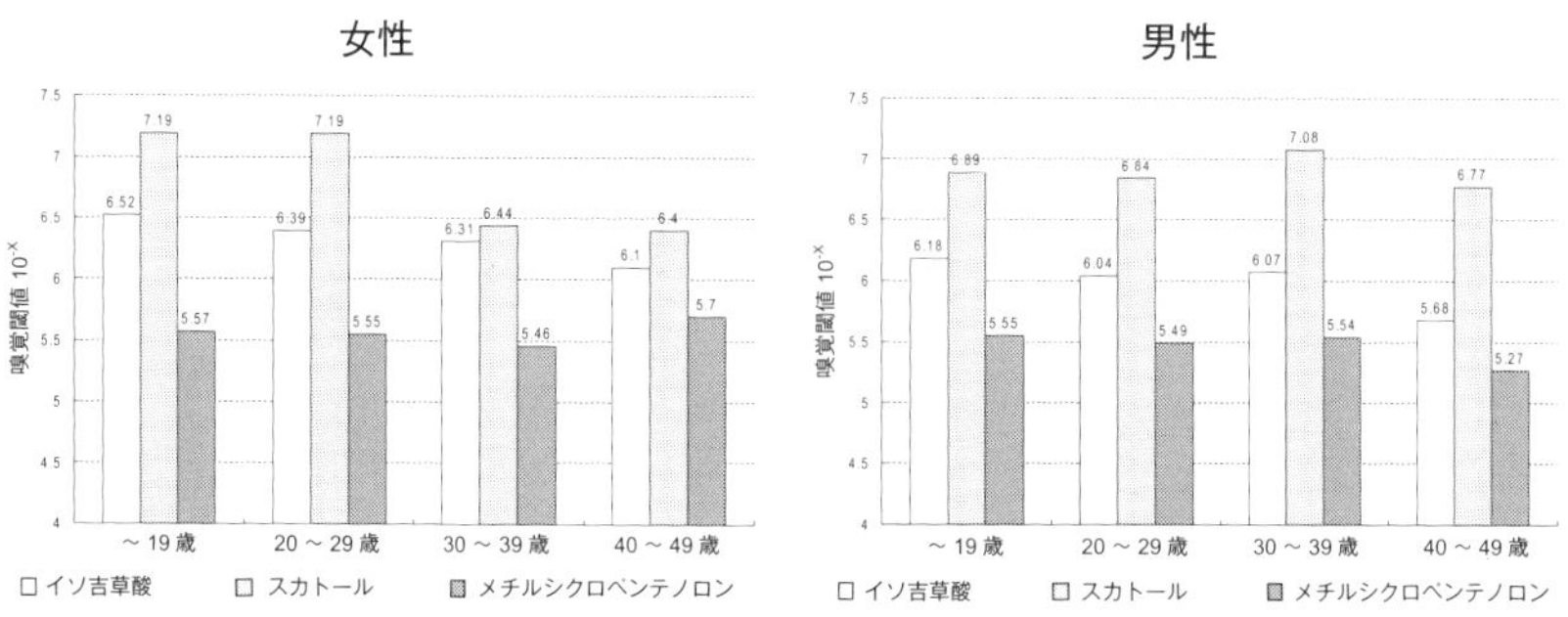

図7　嗅力の男女差

その原因については、必ずしも明らかではない。ホルモンとの関係で生理的なものなのか、あるいは30代になって子育てとの関係で、おしめなどのにおいに慣れてしまい、女性は糞便臭に近いにおい質であるスカトールの嗅力が落ちてしまったのか、原因はわからない。

嗅覚閾値の男女差については、全体的には多少女性のほうが感度が高い結果が得られている。しかし、におい質によっても結果は異なるため、今後更に臭質を増やして実験していく必要がある。

2-5　年齢により嗅力は低下するか

年齢とともに、人間の嗅力はどの程度衰えるのかについても非常に興味のある問題である。同様の検査方法により、嗅力と年齢との関係について検討してみた。スカトールは年齢的に特異的な現象が現れているので、イソ吉草酸について検討した。その結果を図8に示す。この結果から年齢とイソ吉草酸の嗅覚閾値について回帰直線を求めると、男

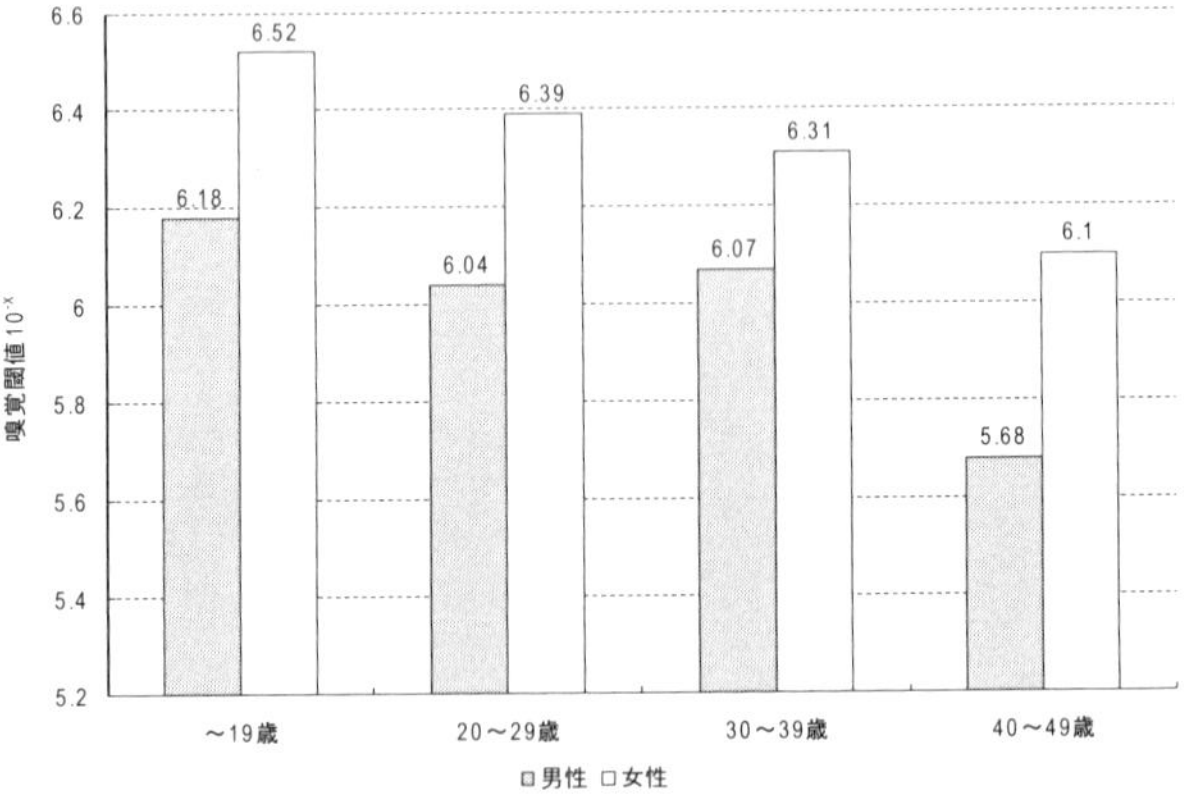

図８　年齢による嗅力の減退

性の場合も女性の場合もほぼ同様で、10年で0・15すなわち閾値濃度では約30%の減退になった。この結果、嗅力が半減するのに要する期間はおおよそ22年となる。

すなわち、ある物質について1ppmが検出限界（においを感じる限界）の人は、約20年後には能力は多少減少し、2倍に濃くなった2ppmが検出限界になっているということである。この嗅力の減退率は、ヴェンスツロム（Venstrom）の実験結果（文献11）とほぼ同様であった。

以上の調査結果は、日本人500人余りに対しての結果であるが、ほとんどが高校生以上の調査結果であり、年齢の若い小、中学生の調査結果はほとんどない。人間の発育過程で、嗅力がどのように発達していくのかは非常に興味のある課題である。

2-6 ヨーロッパの人の嗅力

今までは日本人の嗅力について記載してきたが、当然ながら、日本人と外国人との嗅力の違いについても興味のあるところである。においの好き嫌いについては、両者に違いのあることが広くいわれているが、どの程度まで薄いにおいがわかるのかという嗅力については、両者に差があるのであろうか。同じ検査方法での比較データがないので詳しいことはいえないが、化学物質の嗅覚閾値を比較してみるのもひとつの方法といえる。日本人の嗅覚閾値はすでに表2に示したように、永田氏により調査されている。また、ヨーロッパにおける各化学物質の嗅覚閾値については、レオナルドスのデータ（文献8）は精度が悪く使えないが、ハレフェルド（文献12）が2003（平成15）年日本で開催された嗅覚測定法に関する国際シンポジウムで発表した要旨集に記載されている。両者の各臭気物質に対する嗅覚閾値をプロットしたのが図9である。嗅覚閾値の測定方法は、日本においては三点比較式臭袋法であり、オランダにおいてはオルファクトメーター法である。両者の測定方法が異なっているにもかかわらず、多くの物質で両者の嗅覚閾値はかなり一致していることがわかる。

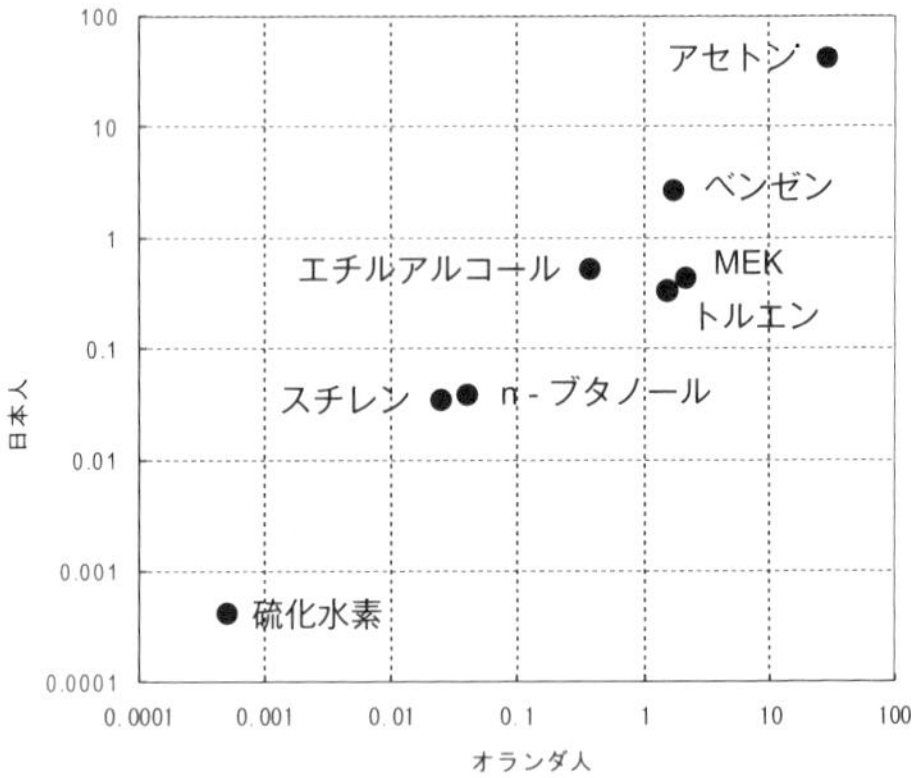

図9　日本人とオランダ人の嗅覚閾値の差

この中で特に重要なのはn-ブタノールである。後の章でも詳しく述べるが、このn-ブタノールという物質はヨーロッパにおけるにおいの測定法の基準になる物質であり、ヨーロッパ各国で最も力を入れて嗅覚閾値を測定している。その結果、嗅覚閾値は0・04ppmと報告されている。これに対して日本人の嗅覚閾値は表2から、0・038ppmであり、ほとんど一致している。ヨーロッパ人の嗅覚閾値の測定の中心になったオランダのハレフェルド氏が、2003年に日本に来られたとき、日本の永田氏のn-ブタノールのデータを見てほとんど同じデータであったことにびっくりしていたのを私は今でも覚えている。

2-7 カナダ、イヌイットの嗅力

ヨーロッパ人と日本人との嗅力はあまり差がないことはわかったが、それでは、一部狩猟など比較的原始的な生活を送っているカナダのイヌイットの人びとの嗅力はどの程度なのか興味のあるところである。

２００５（平成17）年８〜９月に礒貝日月（文献６）と国連大学のあん・まくどなるどらが、イヌイットの調査に出向き、先に示した日本の検査方法と同じ基準臭液を用いる方法により、７名のイヌイットの嗅覚を調査してきた。

日本で開発された嗅力検査と同じ方法を用いて、イヌイットの人たちの嗅力検査を行うことができたことは貴重な資料となる。その結果を表５に示した。調査の結果、次のことが明らかになった。

①嗅覚閾値について

日本人と比較し、イソ吉草酸およびメチルシクロペ

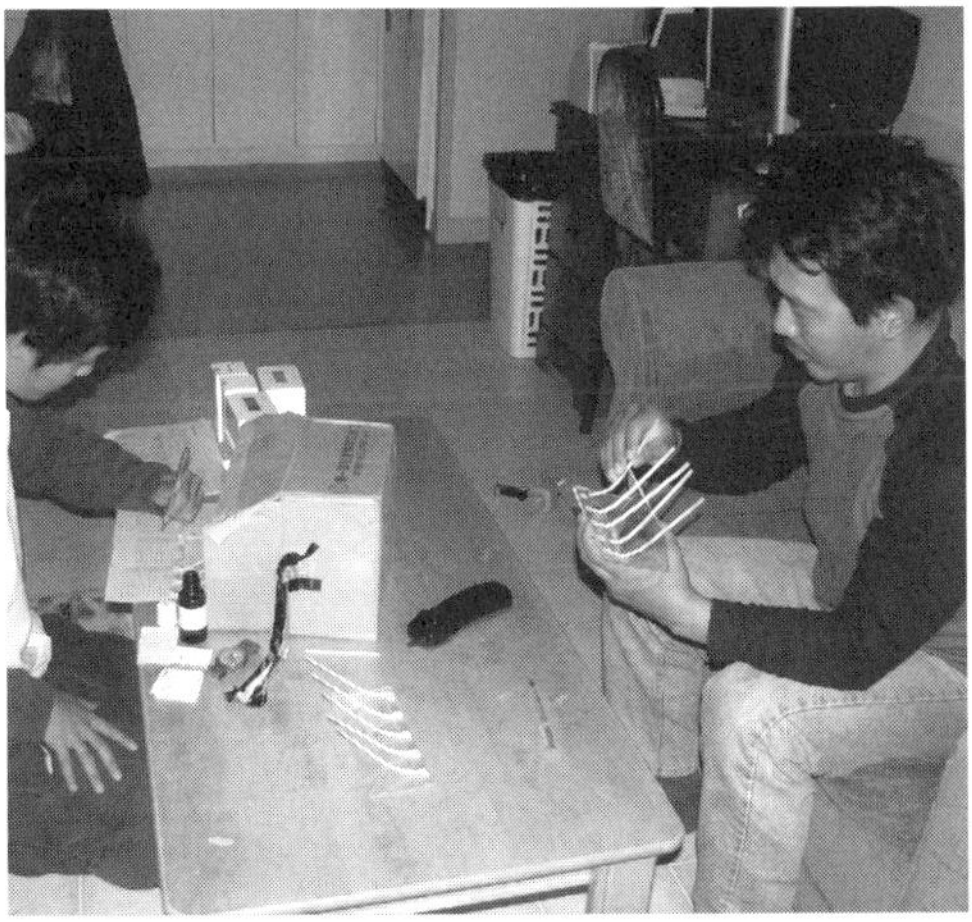

図10　イヌイット嗅覚調査

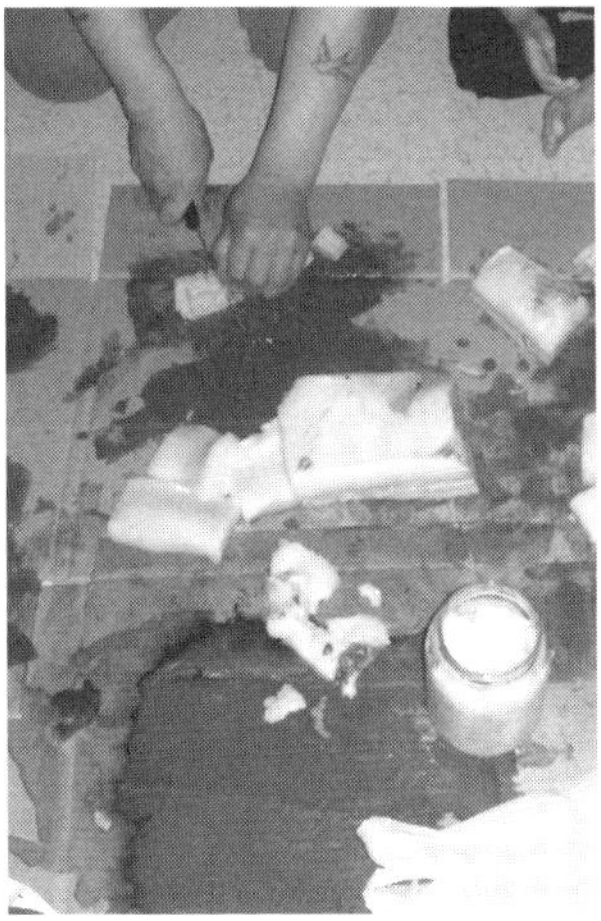

図11　マクタックの解体

表5　日本人とイヌイットとの嗅力の差

基準臭液	日本人の平均(±σ)	イヌイットの平均
イソ吉草酸	6.09 (5.47 ～ 6.71)	5.57
メチルシクロペンテノロン	5.44 (4.95 ～ 5.93)	4.79
スカトール	6.86 (6.00 ～ 7.72)	7.50

ンテノロンについては嗅力が低い傾向がうかがえる。また、スカトールについては反対に日本人よりかなり嗅力が高い傾向が現れていた。

下記の結果を評価するに当たっては、イヌイットの調査はオペレーターが初めての経験であること、試験環境が必ずしも恵まれた条件ではない可能性があることなどを考慮すると、全体的に数値は低くなる可能性がある。イソ吉草酸、メチルシクロペンテノロンについてはその傾向が現れているといえる。それに対してスカトールは通常は6・9前後の値が予想されるが、ここでは7・5とかなり高い値が示された。この値は濃度を指数化しており、10^{-x}で表されている。スカトールの濃度では、イヌイットの人は日本人より少なくとも4~5倍程度薄い濃度を嗅ぐことができるということである。この結果、イヌイットは明らかにスカトールに対して高い嗅力を有していることがうかがえる。スカトールは一般的には糞便臭的なにおいであり、アザラシなど動物臭に近く、狩猟を行うイヌイットの人たちがこのにおいに高い嗅力を有していることは学術的にも興味深い。

②においの好みについて

イヌイットの人びとのにおいの好みについても興味深い結果が得られた。日本人が特に不快と感じている「イソ吉草酸」のにおいについて、イヌイットは意外とそうではない結果が得られている。イソ吉草酸のにおいは日本においては、「靴下の蒸れたにおい」と表現され、代表的な悪臭物質として扱われている。悪臭防止法における特定悪臭物質にも指定されている。しかし、このイソ吉草酸を7名中3名のイヌイットが好みのにおいと表現していることである。このにおいは鯨の皮に近いマクタックという食べ物のにおいに近く、イヌイットにとっては好物のにおいであり、好みのにおいということになる。実に興味ある結果となった。

2-8　調香師は犬のような鼻を持っているのか

話は変わるが、におい・かおりといえば専門家としては、まず調香師《パーヒューマー》が思い浮かぶが、この調香師とは、主に香料会社などにおいて、すばらしいかおりを調香する専門家である。絵画でいえば画家であり、音楽でいえば作曲家ということになる。調香師はにおいの分野ではプロ中のプロの職業といえる。1980年代までは、この調香師の嗅力は犬のように感度が高いといわれていた。すなわち、当時のデータでは各種のにおいについて、調香師は一般人より、1000倍から1000万倍薄い濃度を嗅ぐことができるといわれていたのである（文献13）。まさに、調香師は犬のような鼻を持っているということになる。

私も当時調香師さんにお願いしてにおいの調査を実施していたが、確かに人によってはかなり薄いにおいでも、においを感じるという調香師さんがおられたのを思い出す。しかし、別の調香師さんは普通の人とほとんど変わらない方もおられたのも事実である。この大きなばらつきはどこからくるのかを検討してみると、嗅力の検査方法に問題があることがわかった。

表6　調香師（パーヒューマー）の嗅覚閾値

基準臭	調香師	日本人平均
β-フェニルエチルアルコール	5.50	5.33
メチルシクロペンテノロン	6.08	5.36
イソ吉草酸	5.47	6.01
γ-ウンデカラクトン	5.69	5.49
スカトール	7.06	6.40

今から思えば当たり前のことだが、当時行われていた検査方法は、同じように基準臭液を使うが、5本のにおい紙からにおいを付けた2本を選び出す方法（5-2法）ではなく、基準臭液を1本のにおい紙に付けて、その1本のにおい紙がにおうかどうかを問う試験であった。調香師さんはうそをつくわけではないが、嗅覚に自信があるので、においを感じてしまう。当時の試験は検査方法に問題があり、嗅覚閾値が低い値、すなわち感度が高いデータが取られてしまったのである。

そこで、調香師さんの嗅力を再調査することになった。各香料会社の調香師さん18人に参加してもらい、先に説明した5本の中から2本選ぶ、5-2法を用いて行った結果が、表6である。この結果を先の一般的な日本人の嗅力試験の結果と比べてみると、調香師さんも一般人も嗅力に関してはそれほどの違いはないことがわかった。

このことは考えてみれば当然のことで、ピカソやゴッホが人並み以上の視力を持っているわけではないし、ベートーベンやシューベルトが蟻のおしゃべりを聞けるわけではない。反対にベートーベンは晩年耳が不自由になってもすばらしい曲を作っていたらしい。調香師さんの才能は自分の作りたいかおりをベースオイルから作り出す能力、においに対する記憶力、またにおいの表現力など、普通の人には及びもしない別の能力を持っている。

調香師さんが犬のような鼻を持っているという、いわば当時の常識を否定するのに、10年近い歳月を要したが、これだけの年数をかけても、この事実を明確にしておかなくてはならない理由があった。この本の後章で紹介しているにおいの測定方法において、人により、これほど嗅覚閾値が異なっていたのでは、人間の嗅覚を用いるにおいの測定方法は、ばらつきが大きく、信頼できる測定方法ではないと理解されてしまうからである。

コラム２　龍涎香のかおり

龍涎香《りゅうぜんこう》は麝香《じゃこう》とともに世界で最も高価な天然のかおり素材といわれている。龍涎香の名前は中国で「龍の涎《よだれ》のかおり」と呼ばれたことに由来する。龍涎香は千夜一夜物語の中にも登場し、その後ヨーロッパの貴族などにも珍重され、さまざまな香料の原料に使われてきたようである。しかし、この龍涎香の正体は19世紀に入ってもわからず、その後、龍涎香の中からイカが見つかったり、マッコウクジラの体内から、この龍涎香が見つかったことなどから、イカのクチバシなどによって腸内が傷つけられるのを防ぐための分泌物などが固まって、排出されたものらしい。

２０１０年７月から国立科学博物館で開催された大哺乳類展で、この龍涎香のかおりが嗅げるというので、早速訪ねてみた。カネボウ化粧品が抽出に協力したことが記載されていた。オイルの形で穴付きのアクリルケースに収められており、臭質は快い薬品のかおりのような感じがした。

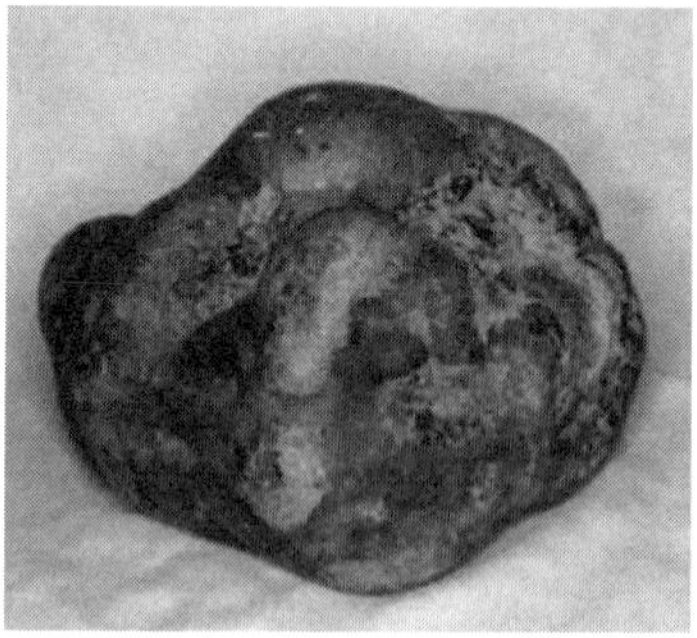

写真提供：国立科学博物館

第3章　悪臭公害の現状

3-1 減らない悪臭苦情件数

次に、においに関する環境問題としては最も重要な悪臭公害について考えてみよう。悪臭公害は、大気汚染、水質汚濁、騒音などと並んで、重要な環境問題となっている。悪臭問題は、近隣で悪臭の影響を受けている住民、悪臭の発生源となっている事業者、苦情処理を担当する地方自治体の職員にとっては、悩みの多い重要な課題である。

悪臭に関する苦情・陳情は、一般的にその地域の区市町村に持ち込まれる。これらの内容はその地域の都道府県に報告され、さらに年に一度それらのデータが全国的に整理され、環境省により発表されている（文献14）。図12には悪臭による苦情件数の経年的な推移を示した。

悪臭苦情件数は1972（昭和47）年度に年間2万件を越えたが、1971（昭和46）年度に悪臭防止法が制定されたこともあって1993（平

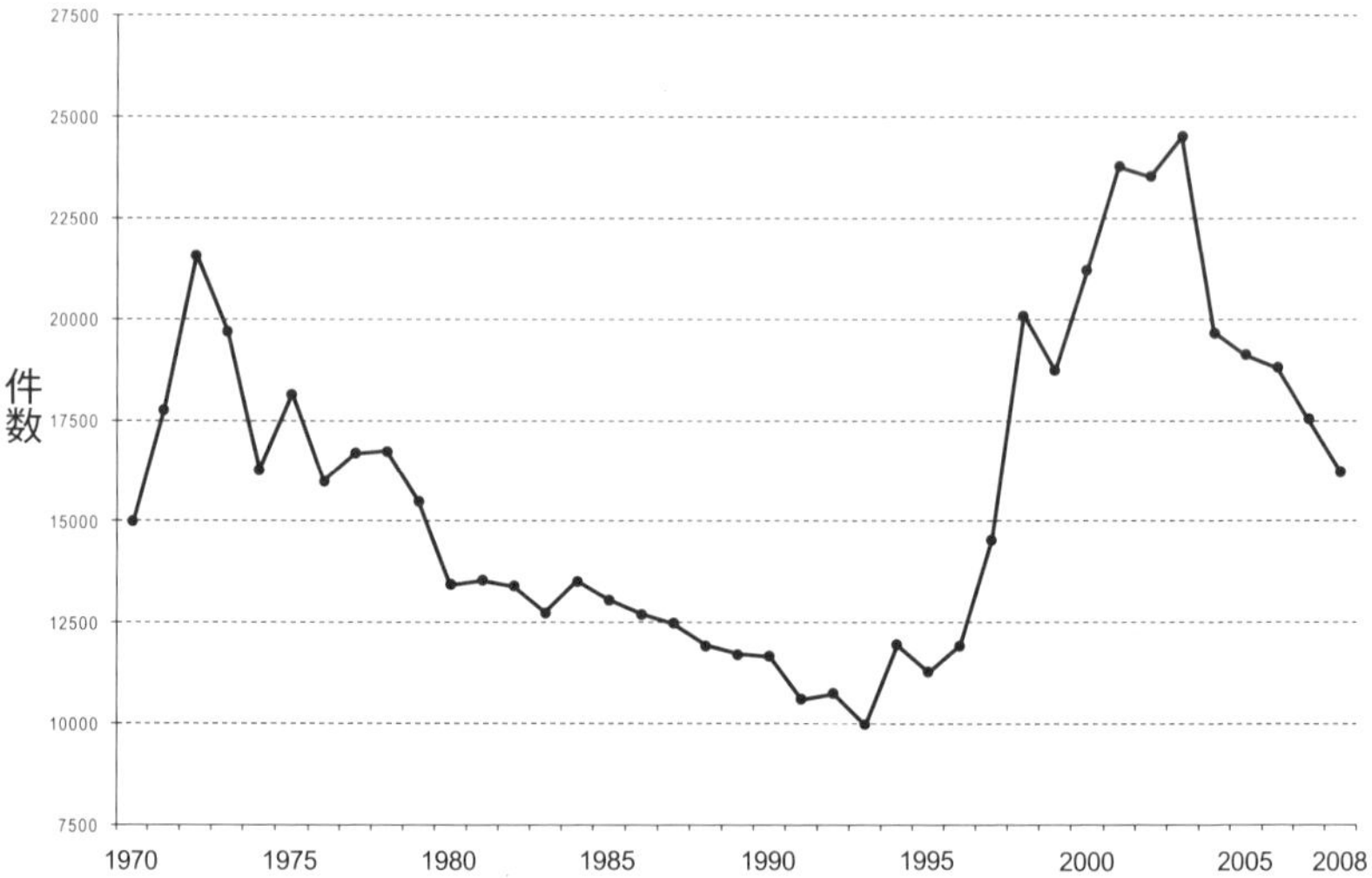

図12　悪臭苦情件数の推移

成5）年度頃まで徐々に減少してきた。この期間、苦情件数が減ってきたのは、法の制定もあって悪臭を発生させてきた事業所が悪臭低減に努力してきたこと、また事業所を指導してきた地方自治体の担当者の努力も見逃せない。

しかし、図12からもわかるとおり1997（平成9）年度頃から悪臭苦情件数は再び増加傾向を示し始めた。この主な原因は野焼きなど焼却関係を原因とする悪臭苦情が増加したためである。焼却に伴うダイオキシン類の発生を特に周辺住民の方々が心配されたためと思う。その後ダイオキシン問題は対策がとられ、2004（平成16）年度以降、多少減少傾向がみられるが、それでも年間1万5千件を超える悪臭苦情件数がある。

3-2　あらゆる工場が悪臭発生源

次に、どのような工場、事業所が悪臭苦情の対象となっているかについてみてみよう。2008（平成20）年度の悪臭苦情の内容を調べると、図13のようになる。この図から悪臭苦情はありとあらゆる工場が対象になっていることがわかる。代表的な悪臭発生工場である、製紙工場、石油精製工場、し尿処理場、下水処理場など比較的規模の大きな事業所は、過去においては大きな悪臭発生源であったが、近年においては悪臭対策が進み、以前と比較するとかなり改善されてきた。大きな事業所においては、比較的資金に余裕があり、また社会的な責任のため、悪臭対策に積極的に取り組んできたという背景がある。その他の悪臭発生源としては、養牛、養豚、養鶏などの「畜産関係」が挙げられる。

近年これらの施設の数は減少傾向であるが、反対にその規模は大きくなっている。近年各地で悪臭問題が生じており、対策が急がれている業種である。

それに対し、近年塗装工場、印刷工場、洗浄工場など比較的中小規模の事業所に対する悪臭苦情が問題になっている。塗装工場周辺では塗料からのシンナー臭が問題になるし、印刷工場でも同様にトルエンなどの溶剤臭が問題になる。また、最近では、飲食店や自動車修理工場などの「サービス業・その他」、及び「個人住宅・アパート・寮」に対する苦情件数も10％程度以上の比率を有している。特に、ラーメン屋、焼肉屋など飲食店に関わる悪臭苦情は決して低減しておらず注意を要する。

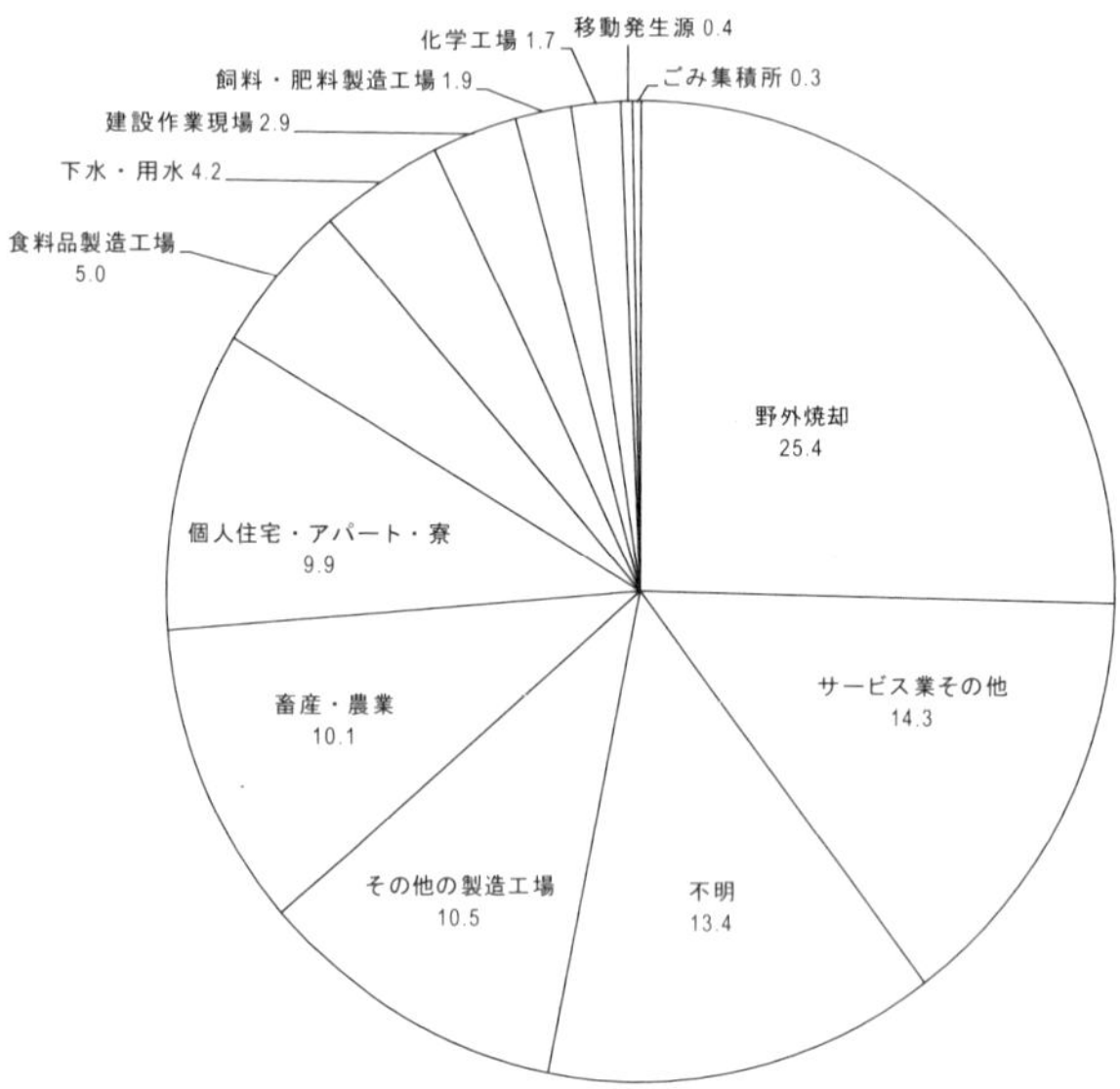

図 13　悪臭苦情の対象施設（2008 年度）

このように悪臭苦情の内容を詳細に調べてみると、ありとあらゆる事業所が苦情対象になっていることがわかる。

3-3　コーヒーのかおりでも悪臭苦情

私たちが生活している中で、一見快いかおりと思われている、コーヒーの焙煎のかおり、ほうじ茶を煎るかおり、パンを焼く香ばしいかおりなども悪臭苦情の対象になっている。私はコーヒーのかおりもほうじ茶のかおりも大好きで、お店の前を歩くのは楽しいと思っているが、それでも悪臭苦情が発生する。ときどき嗅ぐときは快くても、毎日かがされると、不快になることもあるらしい。図14にコーヒー製造工場に対する悪臭苦情件数の経年変化を示した。毎年10件以上の悪臭苦情が寄せられる。

コーヒー工場以外にも、ペパーミントのかおりがするチューインガム工場なども悪臭苦情の対象となっている。ペパーミントのさわやかなかおりは、私も大好きなかおりで、当たり前だがお金を出して駅の売店で求めているが、このかおりでも悪臭苦情の原因になってしまうようである。

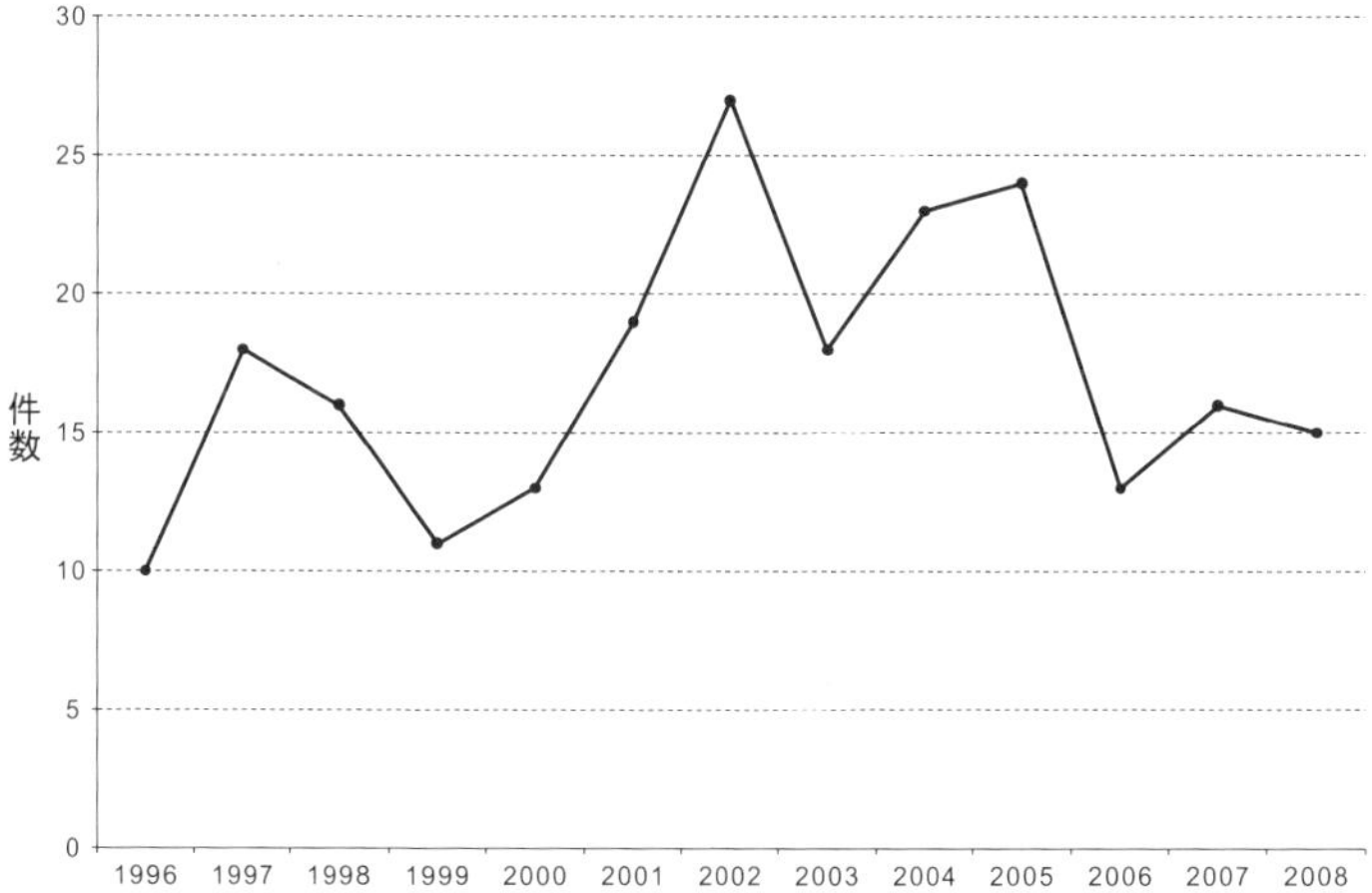

図14　コーヒー製造工場に対する悪臭苦情件数の推移

図 15　コーヒーのかおり

これらの工場に悪臭苦情が発生すると、行政の担当者が立ち入りすることがあるが、工場の経営者ないしは担当者は、「うちの工場では、快いにおいは出しているが、悪臭は出していない。」といわれることも多い。

一見、快いにおいであるコーヒーのかおりが、なぜ悪臭の苦情対象になっているのかは、多くの人には不思議に思われるかもしれない。においに対する快・不快度は、においを嗅いでいる時間にも大きく影響を受けるといわれている。短時間嗅いだときは快くても、長時間嗅がされると不快になることもある。また、嗅いでいる時間以外に工場との関係など精神的な要因も考えられる。

この問題を考えるとき、同じく感覚公害である騒音の場合と比較してみると納得ができる。すなわち、名ピアニストが奏でる快い音色の音楽でも、隣家で昼寝でもしようと思っている人にとっては騒音に感じ、苦情につながることもある。これが感覚公害の難しさでもあり、面白さでもある。

かなり以前の話であるが、工場から排出される悪臭が、周辺の環境にどの程度影響を及ぼしているのかを検討するため、1か所の工場周辺に500枚ほどのアンケート用紙を配布し、調査したことがあった（文献15）。調査した地域は18工場周辺であり、その中にコーヒー製造工場周辺、及びガム製造工場周辺も含まれていた。その結果、両工場周辺とも、工場からのにおいを感じている人の中で、

20数%の人が、そのにおいで日常生活に支障を感じているという結果が得られた。

印刷工場周辺や、し尿処理場周辺においては、この割合が70%程度あったが、この値と比較するとコーヒーのかおりについては、かなり低い値である。しかし、一見快いにおいでも、においを感じている人の中で4人ないし5人に1人は日常生活に支障を受けているのである。

3-4　最大の悪臭発生源

悪臭を発生させる工場は数多いが、どの工場が悪臭の発生規模が最も大きかったのかを振り返ってみると、私の経験では、獣骨処理工場がまず思い浮かぶ。その工場は昭和40年代から50年代は周辺に強烈な悪臭を放っていた。

獣骨処理工場といっても、多くの人はどのような工場かはわからないかもしれないので、簡単に説明したい。肉屋さんで肉などをとった後の残渣とか、病気などで死んだ豚、牛などを釜に入れ、高温、高圧で処理し、骨や蛋白質や油などを回収する施設である（図16、図17参照）。工場内の光景は、悪臭にも負けないくらい壮絶なもので、当時は私の同僚の男性の担当者でも、においが強烈で工場の中に入れなかったものもいるほどであった。

このような施設は、ごみ処理と並んで、社会生活の中ではなくてはならない、必要な施設であるが、昔は工場全体から強いにおいが発散していた。特に加熱が終わり、釜のふたを開けるときは強烈な臭気が発散された。この工場の臭気が影響を及ぼしている範囲は、半径数kmの広範囲に及び、直線距離で２km程度離れた場所でも、風向きによっては毎日頻繁ににおいを感じるほどであった。気象条件によっては、10km程度離れた地点でも、その工場のにおいを感じられたと聞いている。

私は若い頃にたびたびこの工場に調査に出かけたが、工場に行くときは問題はないが、帰りに一苦労する。想像を超えたにおいが衣服や髪の毛に付いてしまうのだ。自分はそのにおいに順応してしま

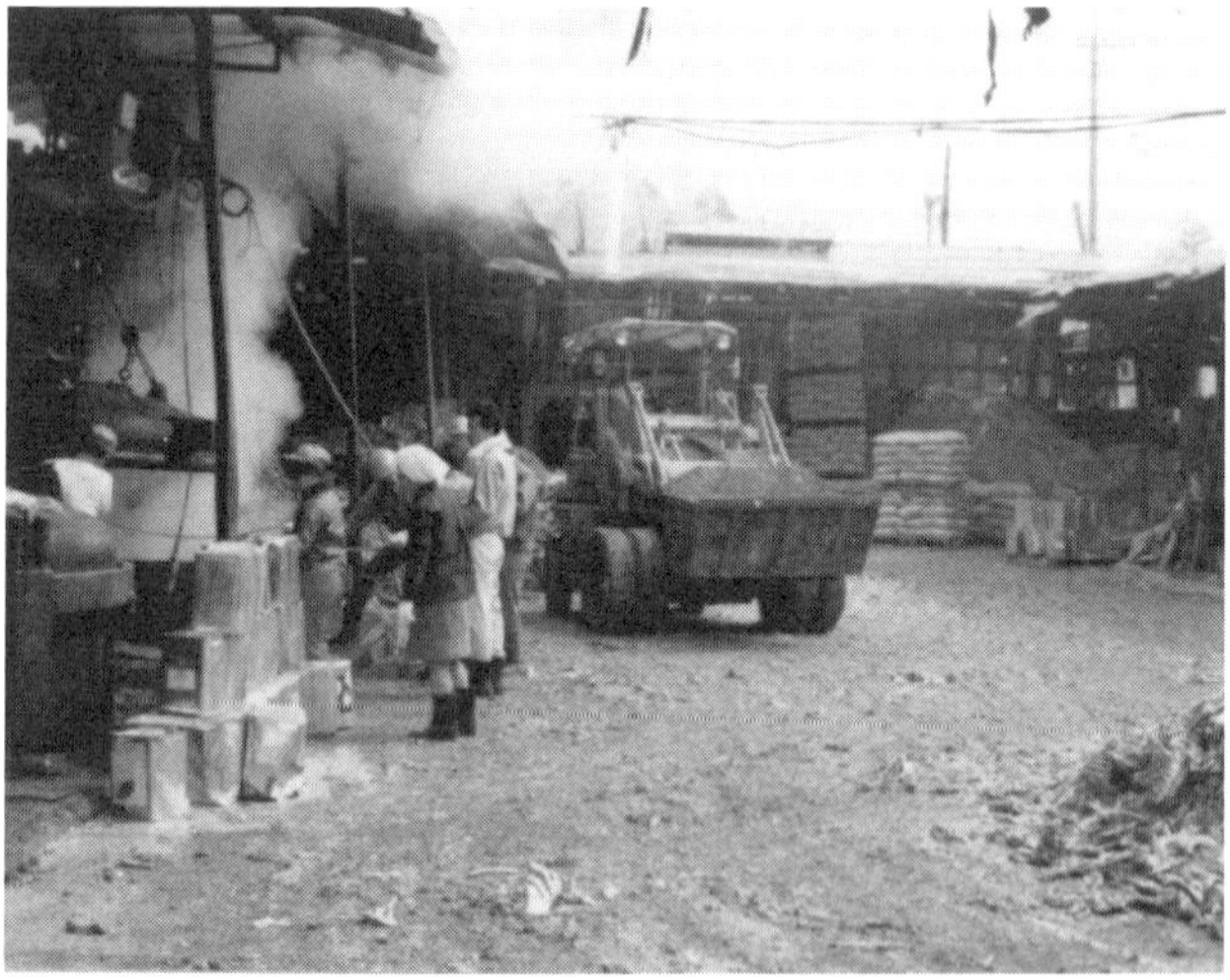

図 16　昔の獣骨処理工場（その 1）

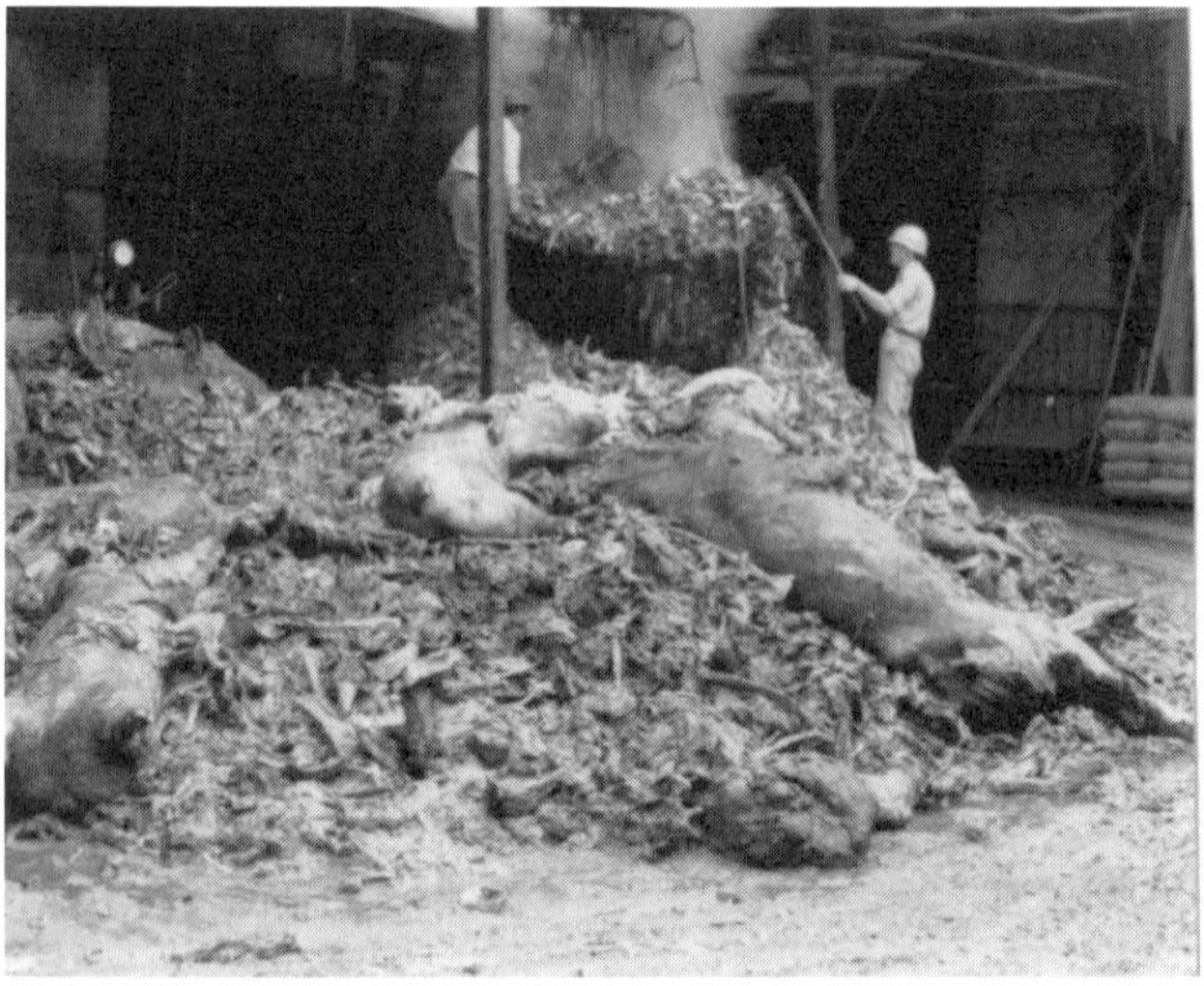

図 17　昔の獣骨処理工場（その 2）

い、においをそれ程には強くは感じないのだが、周りの人は逃げ出してしまう。調査の帰りは、電車には乗れないし、もちろんタクシーも断られる。結局、職場の車を使うことになるが、運転手さん及び翌日その車を使う人に迷惑をかけてしまった。一度、近くの古い旅館で風呂を借りて帰ってきたこともあった。

最近は私も訪ねてはいないので、詳しいことはわからないが、その後、この工場は悪臭対策に努力し、生産工程を含め各種の悪臭対策を行っているので、現在はかなり改善されているはずである。

この他の悪臭の大発生源としては、製紙工場などが上げられる。昔は製紙工場のある町全体がにおうところも多かったが、最近では悪臭対策がとられ、かなり改善されている。昔は東名高速道路で富士市あたりを通ると、かなりのにおいを感じたのを思い出す。このように、大規模な悪臭発生工場の悪臭問題は、工場が行ってきた長年に渡る悪臭改善対策への努力、また行政の熱心な取組によって、近年においてはかなり改善されてきている。

3-5 あなたの家も悪臭発生源?

区市町村に持ち込まれる悪臭苦情の中には、工場から排出されている悪臭を対象にしたものばかりではなく、一般の家庭から排出される悪臭を対象としたものもある。一般家庭からの悪臭は、悪臭防止法の規制対象にはならないが、区市町村に持ち込まれる数は少なくはない。図18からもわかるとおり、「個人住宅・アパート・寮」に係わる悪臭苦情件数は毎年2千件程度あり、全体の10%程度を占めている。

この「個人住宅・アパート・寮」に係わる悪臭苦情の内容は多種多様である。換気扇を通しての調理臭とか、石油給湯器やＦＦ暖房器具の着火時、消火時のにおい、庭などでごみを焼却したときのにおい、浄化槽からのにおい、庭の植物にまいた肥料のにおい、ペットのにおいなどがその例である。

このような悪臭苦情にも区市町村の行政担当者は対応せざるを得ない場合がある。担当者は苦情を訴える人とにおいを出している人の間に入って調整することになるが、この解決が非常に難しい。においの問題だけでなく、他の事情でぶつかっていることもあるし、この種の争いには必ずご近所における人間関係が複雑に絡むからである。

昔は、庭のある家では、冬も近づいてくると、落ち葉を燃やす光景がどこでも見られたが、近年では、ダイオキシンの発生との関係で、家庭での焼却を禁止している自治体も多い。また、庭に肥料をまくの

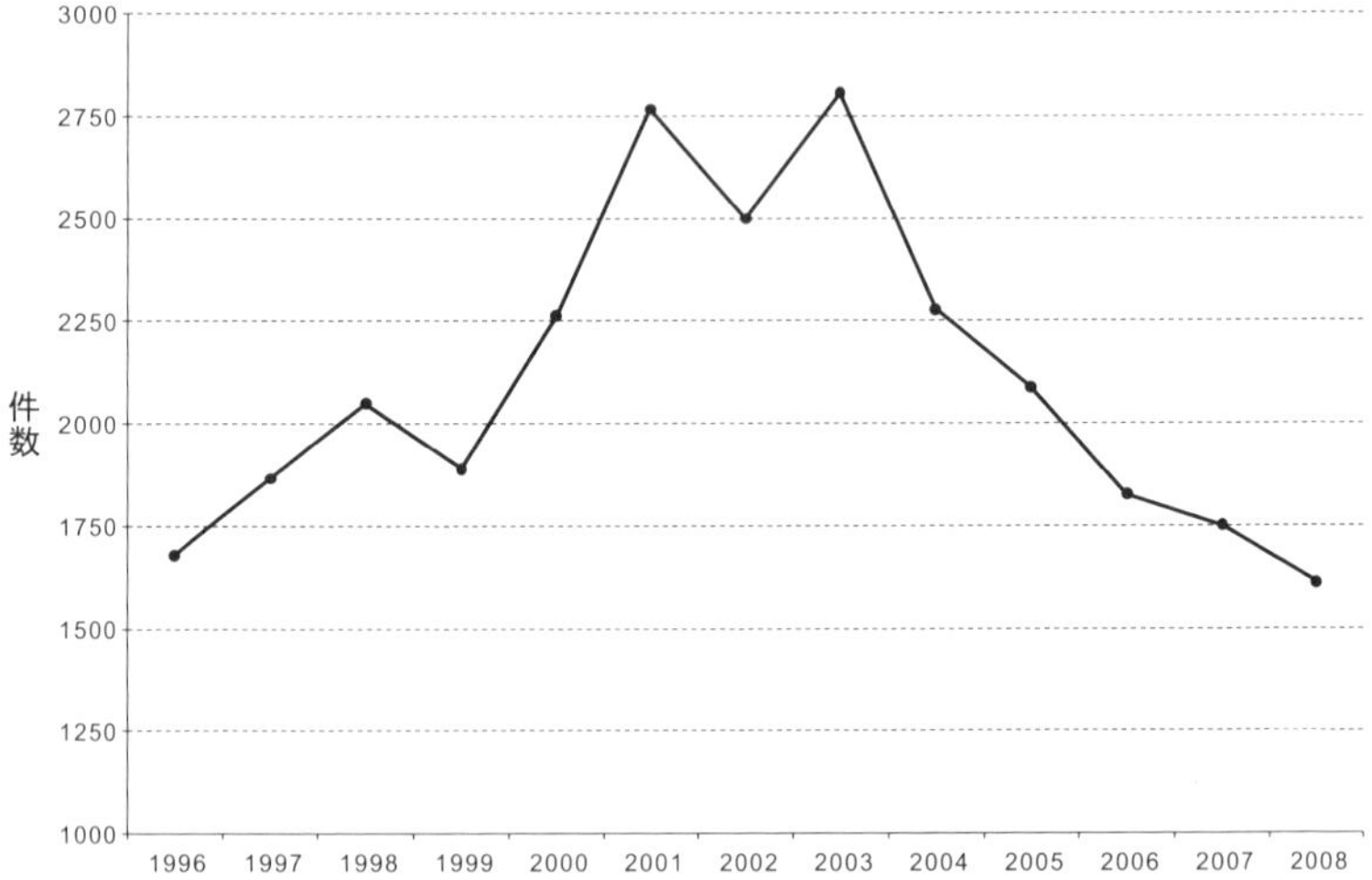

図 18　個人住宅・アパート・寮に係わる悪臭苦情の推移

も注意を要する。肥料については、私も苦い思い出がある。ホームセンターで安い堆肥を購入して庭に蒔いたら、この肥料がまだ完熟しておらず、においが強烈で家族から不評をかってしまった。購入した肥料は水分も多く、完全に熟成しておらず、完成品とはいえなかったのである。近所から苦情があったわけではないが、そのときは1日心配していた。

また、自分の子どもの頃を思い出すと、昔は秋の秋刀魚のシーズンにでもなれば、道路端に七輪を置いて焼き、煙とにおいはあたり一帯に漂い、秋の風物詩的な光景であったが、このような光景が悪臭問題からか、どんどん少なくなっていくのは、なんとも寂しいことである。

3-6 最近問題化している室内のにおい

私が小さい頃は、友達の家にいくと、その家独特のにおいがあって、それが違和感には感じず、当たり前のような気がしていた。昔は下水道が普及しておらず、トイレはくみ取りであったし、魚なんか焼こうものなら、台所中が強烈なにおいになったことも覚えている。畳も張り替えの後はイ草のかおりがしたし、小さい頃は身近にいろいろなにおいがあったように思う。

その後、日本においては下水道が普及し、台所には必ず換気扇が付けられ、畳の部屋は少なくなり、昔のにおいはどんどん消えていった。現在では、建材や家具などから発生する揮発性有機化合物（ホルムアルデヒドやトルエンなどの化合物：VOCともいう）のにおいの問題があり、現在解決には至っていないが、生産の段階でそれらの揮発性有機化合物の使用を削減していくという解決の方向性はみえてきている。

また近年においては、新たなにおいの問題が室内において発生している。ひとつはペット臭の問題である。昔は犬なり猫はほとんど屋外で飼育していたが、現在では、都市部においてはほとんどが室内で飼うようになってきた。機密性の高い近年の住宅においては、このペットからのにおい問題は、放ってはおけない大きな問題になってきている。

ペット臭対策としては、糞尿を迅速に処理することが基本であり、ときどきは窓などを開け、空気を入れ替えることが重要であるが、最近では、多くの消臭剤などが市販されている。消臭剤は上手に選ぶことが必要であり、中には消臭剤のにおいに困ることもある。また、消臭効果が期待できず、公正取引委員会から排除されたものもある。

次に、カビ臭もにおい問題として重要である。最近の多くの住宅は、機密性が高く、冬でも室内の温度が高いため、カビの増殖にはもってこいの環境になってしまった。タンスやベッドなどを何年かぶりにどかすと、その裏側は、灰色や黒いカビがびったり付いていることがある。特に結露で水滴が貯まる場所ではカビは避けることは難しい。カビ臭の代表であるジオスミンの嗅覚閾値は、表2からもわかるとおり、非常に低く0.0000065 ppmであり、非常ににおいが強いことがわかる。

カビ臭対策の基本は、他の臭気対策と同様であるが、カビの元を断つということである。発生してしまったカビは、まず薬剤（ジアス塩素酸ソーダなど）で完全に分解するとともに、今後はカビを発生させないように温湿度管理をしっかりすることである。特に湿度管理は重要である。

私もカビ臭対策に苦労したことがある。新しく住むことになった家の地下室がカビ臭がひどく、その対策を検討することになった。最終的には結露を防ぐために、コンクリートと壁材の間に５㎝の厚さで断熱材の発泡ウレタンを流し込んでもらった。更に温湿度に注意を払い、湿度の高い日には家庭用の除湿器を作動させるとともに、空気の循環を保つように工夫した。それらの対策で今のところカビの問題は発生していない。

この他の室内におけるにおいの問題には、在宅看護における老人の排泄物臭、たばこ臭、下水臭、調理臭など数多くのにおい問題がある。

３-７　美味しい空気、まずい空気

ここで、話の視点は変わるが、私たちが毎日吸っている空気について考えてみよう。私たちが毎日吸っている空気にも、多かれ少なかれ、においがついている。道路沿道などでは、ときどきにおいを感じるが、しかし、多くの場合私たちはほとんどにおいを感じていない。これは、周りの空気に順応してしまっていることが大きな原因である。

また、私たちは地方から東京駅や上野駅などに戻ってきたとき、駅に着いた途端、何か空気がまずいように感じることがある。逆に都会から地方に行けば、空気の美味しさに感激し、大きく深呼吸したくなる。

都市に住む人びとが毎日吸っている空気は、悪臭公害というものではないが、快適ではないことは事実である。このように一般環境のバックグラウンド的な空気のにおいは、「空気の質」を表すひと

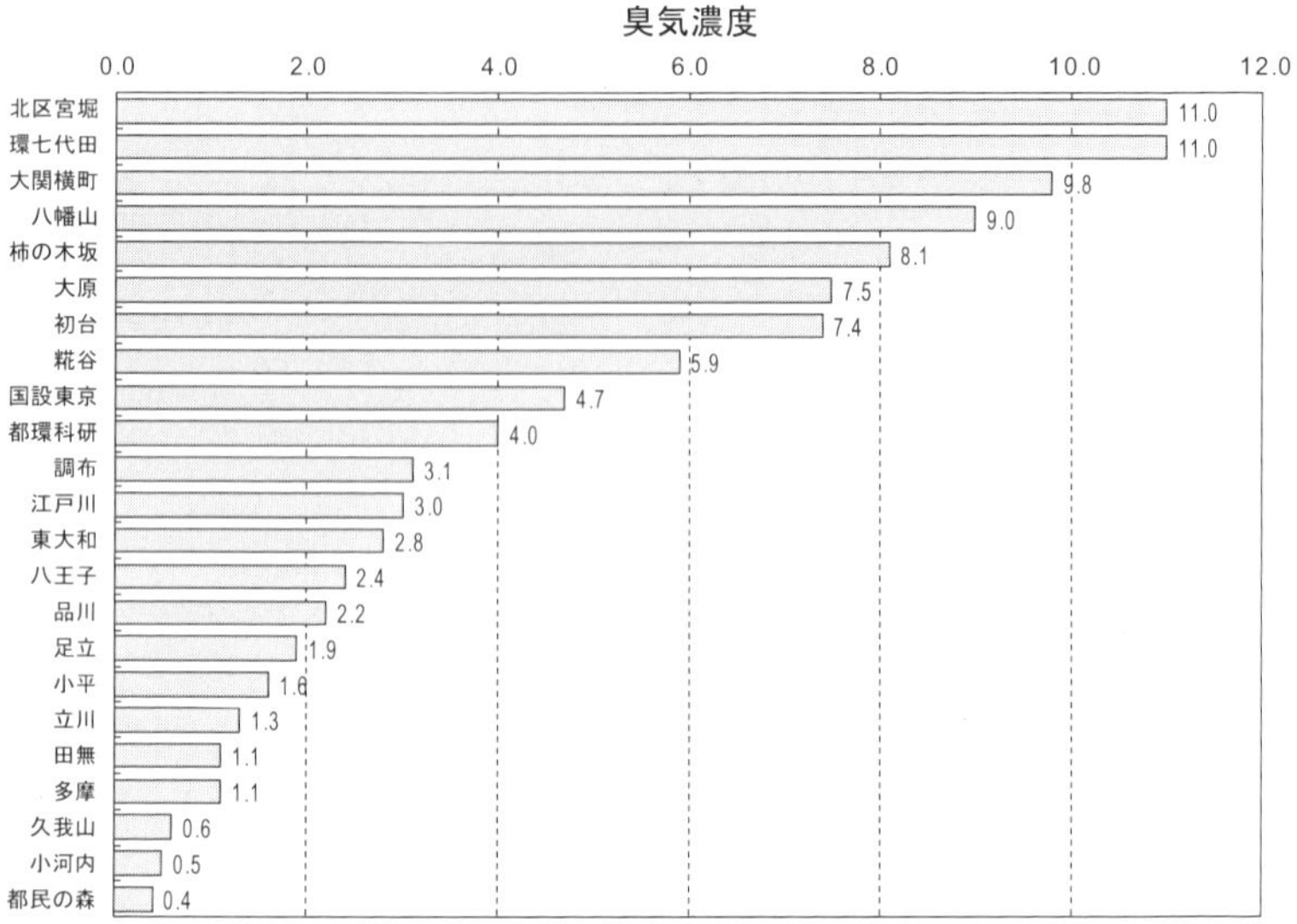

図 19　都内各地点における空気の臭気濃度

つの尺度でもあり、低濃度といえども、今後重要になってくるものと考えられる。

私たちが毎日吸っているこの空気のにおい、ないしは空気の美味しさを数値で表すことができないものであろうか。数値で表すことによって、将来空気の美味しさ（におい）の基準が検討できるかもしれない。

この課題の最も難しい点は、私たちが毎日吸っている空気のにおいは濃度が薄いため、今までに使われていた臭気の測定方法（三点比較式臭袋法：第5章参照）では、直接測定することはできないことである。しかし、空気を濃縮すれば、測れるはずである。私たちはこの課題に取り組むため、吸着剤を用い濃度の薄い大気中のにおいを濃縮して、臭気濃度を測定する方法を試みた。臭気濃度とは第5章でも詳しく説明するが、そのにおいを無臭の空気で希釈したとき、丁度においが消えるまでに要した希釈倍数のことである。すなわち臭気濃度10のにおいとは、そのにおいを10倍に無臭の空気で希釈したとき、丁度においが消えるにおいであり、臭気濃度2のにおいとは、そのにおいを2倍に無臭空気で薄めたときににおいがなくなる。

この測定方法により、実際の東京都内の一般環境において空気のにおいを測定してみた。その結果を図19に示した。この結果、幹線道路周辺では、臭気濃度6～10程度となり、一般環境のバックグラウンドとしてはかなり高い値であった。幹線道路から離れると、臭気濃度は低下し2～5程度の値になる。都心から離れ、多摩の林間部に向かうにつれ、徐々に濃度は下がり、空気の美味しい林間部に入ると、1をきるようになることは、非常に興味深い。

大気汚染、水質汚濁、騒音などには、望ましい環境の目標として、環境基準が設けられている。しかし、悪臭すなわち「におい」には環境基準がない。この指標が環境基準的なものにならないか国においても検討した時期があった。しかし、被害の尺度をどのように決めるかなどいくつかの課題もあり、環境基準の設定には至っていない。世界的にも悪臭については環境基準が作られていないので、環境技術でリードするこの日本で最初に行いたいものである。

このように、私たちが毎日吸っている空気のわずかなにおいも数値で表すことができるのである。詳しくは文献16を参照されたい。

コラム３　都心でも温泉のにおい

都心部のビル街を歩いていると、卵の腐ったにおいというか、温泉のようなにおいを感じるときがある。近年、都市にも温泉施設やクアハウスなどは存在するが、街を歩いている人には、そのにおいの原因すなわち犯人は、ほとんど分からない。

そのにおいは、歩道上にある汚水枡及び車道上にある雨水枡から発生している。原因は道の両側のビルである。近年ビルの地下に飲食店やトイレなどが作られるようになったが、そのような地下の施設からの排水は下水道には直接流せない。下水道のほうが上にあるからである。そのため、地下一階地下二階にこのような飲食店ないしはトイレがあるようなビルでは、更に下の地下二階あるいは地下三階に小さなプールのようなもの(ビルピット)を作り、一度、排水はすべてそこに溜め、一定量溜まるとポンプで汲み上げ、汚水枡を通し下水道に放流する。

ビルピットに溜められているときに、汚水中で硫化水素などのにおい成分が生成され、ポンプアップ時に汚水枡及び雨水枡から硫化水素が噴出してくる。汚水枡からは１００ppmを超える高濃度の硫化水素が吹き出ることもある。東京都の区部だけで年間数百件の悪臭苦情が寄せられる。この悪臭の対策としては、ビルピット内での滞留時間をできるだけ短くすることなどである。

第4章　悪臭の規制

4－1　悪臭規制の概要及び流れ

前章では、悪臭苦情の実態と私たちの身の回りのにおいの問題について記載してきたが、次にこの悪臭を排出させている工場事業所に対する規制指導の状況について簡単に記載したい。日本においては戦後工業化が積極的に進められる中で、昭和30年代頃から昭和40年代にかけ、悪臭に関する苦情件数が急速に増加した。そのため、これらの悪臭公害の解決を図るため、悪臭防止法が1971（昭和46）年に制定され、悪臭の規制がスタートした。

悪臭防止法が制定される当時、特に問題となったのは、法律で用いられる悪臭の測定方法であった。すなわち、人間の嗅覚により測定する嗅覚測定法を採用するか、あるいはガスクロマトグラフなどの分析機器を用い、アンモニアなどのにおい成分を分析する機器測定法（成分濃度表示法）を採用すべきか、激しいやり取りがあった。私はこの課題を検討した委員会の末席で、審議の内容を聞いていたが、当時の委員会の先生方のどちらの方法を選ぶかの議論の熱気が今でも忘れられない。

その当時日本で行われていた人間の鼻を用いる嗅覚測定法は、アメリカで使われていた注射器法（78頁参照）が主流であった。この方法は、臭気濃度（測ろうとする臭気を無臭の空気で希釈したとき、においが消えるまでに要した希釈倍数）を求める方法である。私も当時この注射器法を用いて、この臭気濃度を測定していたが、得られる結果は、非常にばらつきが大きく、規制に用いる測定方法としては、採用が難しかったのである。そのため、最終的には悪臭防止法には、人間の鼻ではなく、分析機器を用い、悪臭成分の濃度を測定する機器測定法が採用された。当時としては機器測定法を採用せざるを得なかったのである。

法規制の対象となった特定悪臭物質は、当時は、アンモニア、硫化水素、メチルメルカプタン、硫化メチル、トリメチルアミンの5物質であったが、その後、悪臭物質が追加され、現在合計22物質が指定されている。66頁の表7に悪臭防止法で指定された22種類の特定悪臭物質について示した。

しかし、実際に悪臭苦情の対象となる臭気は、第1章でも述べたように、数十、数百という多くの成分が混じり合ったものであることから、この臭気を構成する一部の成分の濃度を測定して数値を出しても、当然ながら人間の鼻の感覚とは合わないというケースが現れるようになってきた。そこで、臭気をトータルで評価できる人間の鼻を用いる嗅覚測定法について、環境庁としても再度検討することになった。

注射器法に代わり、当時比較的精度の高い三点比較式臭袋法が新たに日本で提案されていたため、環境庁は、悪臭防止法が施行された後ではあったが、昭和40年代の末から昭和50年代にかけ委員会を設け、測定方法を検討するとともに、現場での実測調査など、嗅覚測定法の導入を検討した。最終的には1995（平成7）年に悪臭防止法が改正され、人間の鼻を用いる嗅覚測定法（三点比較式臭袋法）が機器測定法に加えて、新たに同法に採用された。

以上は、日本における悪臭防止法の流れであるが、昭和50年代から、東京都を初め多くの地方自治体において、条例ないしは指導要綱により、悪臭規制ないしは指導を実施しており、その中では嗅覚測定法（三点比較式臭袋法）が広く使われていた。

4-2 人間の鼻で悪臭規制ができるのか

人間の五感のひとつである嗅覚を用いて、悪臭を規制するということは必ずしも容易に進行したわけではなかった。私がこの仕事にかかわった昭和40年代は、海外では人間の嗅覚を使用し、悪臭の測定を行っていたが、日本においては人間の嗅覚に対する不信感が強く、規制に用いることなど考えられる状況ではなかった。人間の嗅覚で悪臭を測定するというと、必ずいわれるのは「人間が測定すると、におわないのに、におうと嘘をつく人もいるのではないか」とか「犬のように鼻のよい人もいるのではないか」などであり、人間の嗅覚に対する不信感はかなり強いものであった。当時は一般的には、科学技術に対する信頼は強く、高額な分析機器で分析し、ppmで表示されるものは、それだけで信頼されるが、人間の感覚は信頼できないという状況であった。

確かに、それらの意見も当然であり、規制される工場の関係者にとっては当たり前の意見である。まして、当時日本で使われていた注射器法はばらつきが大きく、パネルにより結果が大きく変動し、使える状況ではなかった。

詳しい説明は、ここでは避けるが、この注射器法の欠点を改良した新しい測定方法である三点比較式臭袋法が、1972(昭和47)年にはじめて岩崎らにより発表された(文献17)。三点比較式臭袋法は、従来の嗅覚測定法に対する不信感を取り除いた新しい方法であった。

人間の鼻を用いる嗅覚測定法が徐々に信頼されるようになって来た背景には、数百名に及ぶ日本人の嗅覚の実態が詳細に調べられ、嗅覚測定法によって得られる測定結果のばらつきが統計的に議論できたこと、また実際に測定した結果が悪臭現場で人間が感じた感覚と比較的よく対応していたことなどが挙げられる。

この三点比較式臭袋法は1995(平成7)年に悪臭防止法に採用されたが、この測定方法が始めて発表されてから、20年以上経っていたのである。私は法律には詳しくないが、国の規制を伴う法律の中に、人間の感覚による測定方法を採用している事例はほかにはないのではないかと思う。

4-3 悪臭防止法の内容

次に、悪臭防止法の内容について簡単に説明したい。この法律では、事業を行っているすべての事業場が規制の対象となっている。すなわち、大きな石油精製工場や製紙工場から町中のラーメン屋さん、焼肉店に至るまで、

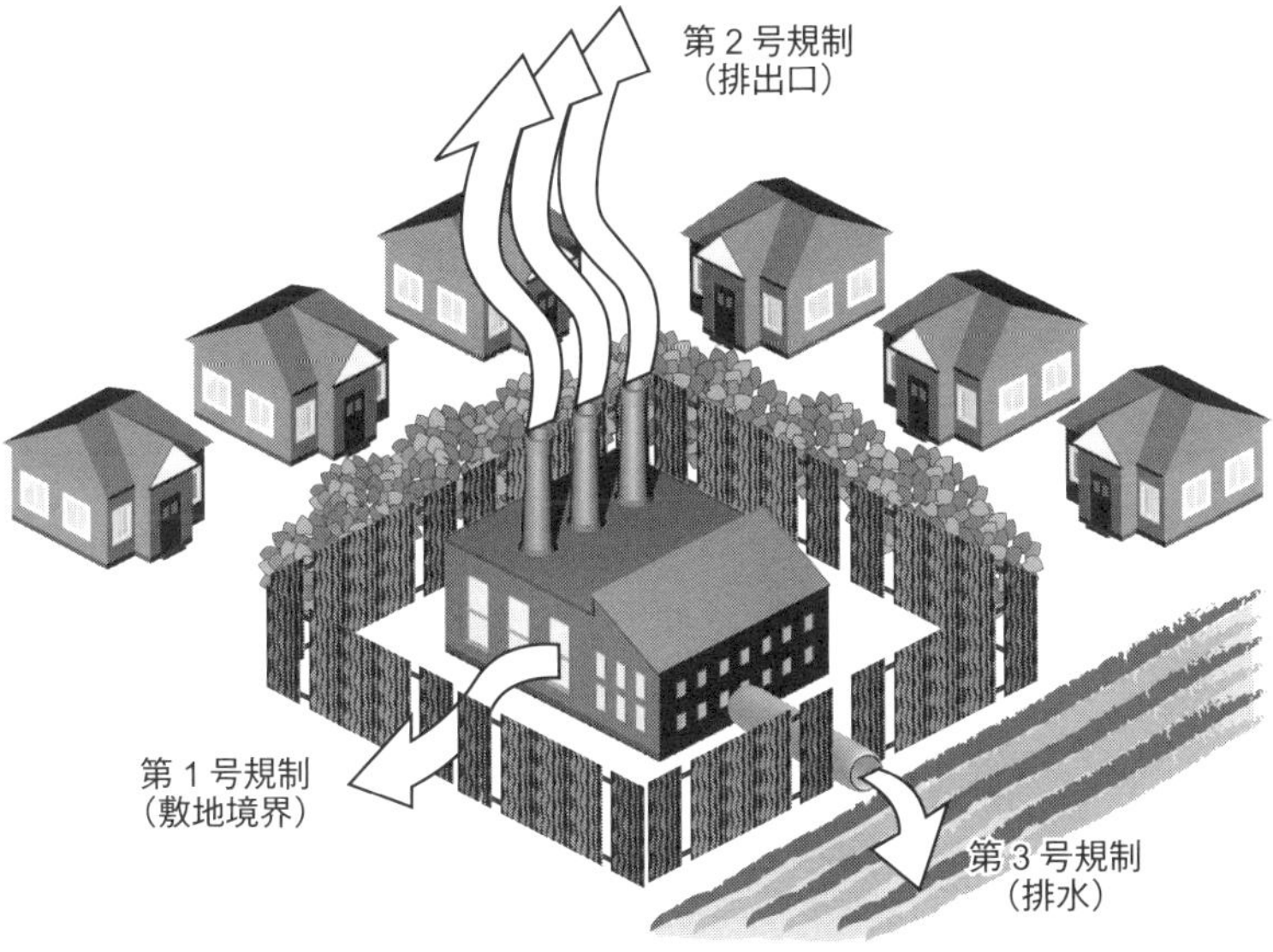

図20　悪臭防止法における3か所の規制箇所

規制の対象になる。工場における臭気は、いろいろな所から発生するが、規制の対象となるのは、次の3か所における臭気になる。1か所目は工場の敷地の境界線上での臭気（第1号規制）、2か所目は工場の煙突から排出される臭気（第2号規制）、3か所目は工場の排水の臭気（第3号規制）である。この3か所についてそれぞれ規制基準が決められている。

これらの3か所における規制について、特定悪臭物質による規制基準と嗅覚測定法による規制基準の両方が設定されている。

4-4　特定悪臭物質による規制

まず最初に悪臭防止法制定時から実施されている特定悪臭物質による規制について説明したい。特定悪臭物質としては表7に示す22の物質が指定され、規制されている。事業所敷地境界線における規

表7　臭気強度と悪臭物質濃度との関係

特定悪臭物質	臭気強度（ppm）			主な発生源
	2.5	3.0	3.5	
アンモニア	1	2	5	畜産事業場、化製場、し尿処理場
メチルメルカプタン	0.002	0.004	0.01	製紙工場、化製場、し尿処理場
硫化水素	0.02	0.06	0.2	畜産事業場、製紙工場、し尿処理場
硫化メチル	0.01	0.05	0.2	製紙工場、化製場、し尿処理場
二硫化メチル	0.009	0.03	0.1	
トリメチルアミン	0.005	0.02	0.07	畜産事業場、化製場、水産缶詰工場
アセトアルデヒド	0.05	0.1	0.5	化学工場、魚腸骨処理工場、タバコ製造工場
プロピオンアルデヒド	0.05	0.1	0.5	焼き付け塗装工程を有する工場
ノルマルブチルアルデヒド	0.009	0.03	0.08	
イソブチルアルデヒド	0.02	0.07	0.2	
ノルマルバレルアルデヒド	0.009	0.02	0.05	
イソバレルアルデヒド	0.003	0.006	0.01	
イソブタノール	0.9	4	20	塗装工場
酢酸エチル	3	7	20	印刷工場、塗装工場
メチルイソブチルケトン	1	3	6	
トルエン	10	30	60	
スチレン	0.4	0.8	2	化学工場、FRP 製品製造工場
キシレン	1	2	5	印刷工場、塗装工場
プロピオン酸	0.03	0.07	0.2	畜産事業場、化製場、でんぷん工場
ノルマル酪酸	0.001	0.002	0.006	
ノルマル吉草酸	0.0009	0.002	0.004	
イソ吉草酸	0.001	0.004	0.01	

制（第１号規制）については、表７に示すように６段階臭気強度表示法（75頁参照）における２・５と３・５に対応する各物質の濃度の幅の中から都道府県知事等により決めることになっている。表７には、それぞれの特定悪臭物質を排出する主な発生源についても記載してある。

工場の煙突から排出される臭気の規制（第２号規制）については、規制基準値は工場の煙突の高さ、第１号基準値などを基に計算されるが、計算の方法はここでは省略したい。

４‐５　嗅覚測定法による規制

まず、人間の鼻を用いて、何を測定するのかというと、そのにおいを、無臭の清浄な空気で何倍に希釈したときに、においが消えるかという、無臭に至るまでの希釈倍数を求めることになる。このときの希釈倍数を臭気濃度という。日本ではこの臭気濃度を、更に変換した臭気指数尺度を用いている。すなわち

臭気指数　＝　10×log（臭気濃度）

臭気指数は人間の感覚量に対応した尺度であり、日本で初めて提案された尺度であるが、ヨーロッパでも最近使い始められてきた。この尺度は同じ感覚公害の代表的存在である騒音におけるデシベルに対応している。

臭気濃度と臭気指数を数字で示したのが表８である。

表８　臭気濃度と臭気指数との関係

臭気濃度	10	30	100	300	1000	3000	10000
臭気指数	10	15	20	25	30	35	40

悪臭防止法においては、この臭気指数という尺度が用いられている。
工場敷地境界線における規制である第1号規制基準値は、
臭気指数：10～21（臭気濃度：10～１３０）
の範囲の中から、都道府県知事等が決めることになる。この数値は、特定悪臭物質における基準値と同様、６段階臭気強度尺度における臭気強度２・５と臭気強度３・５に対応している。

嗅覚測定法における第2号規制（排出口における基準）の基準値は、臭気の排出口の高さ、周辺建物の高さ、などにより異なってくる。簡易に算出できるソフト及び早見表などが環境省から出されているので参照してほしい。特に煙突の高さが15m以上の排出口においては、規制基準値は既存のソフトを用いて算出することをお勧めする。

悪臭防止法の第2号規制、第3号規制は、比較的複雑なので、詳しく知りたい方は環境省のホームページを見るか、文献18、文献19、文献20を参照して欲しい。

4-6　海外の悪臭規制の動向

海外における悪臭規制の実態は不明な点が多く、世界の各国に対してアンケート調査を実施しても、正確な実態をつかむことは難しい。総じて悪臭を単独の法律で規制している国は少ない。アメリカにおいては全国的に統一された規制を検討した時期もあったが、現在では各州ごとの取組にゆだねられている。いくつかの州においては、臭気濃度を測定するセントメーター法や注射器法などの嗅覚測定法を採用しているが、周辺住民にアンケートを実施し、その結果を用いている州もある。ヨーロッパにおいては、悪臭の規制の問題より、現在は悪臭の測定方法の問題に重点が置かれている。ヨーロッパを中心に使われていた、嗅覚測定法のひとつであるオルファクトメーター法が２００２（平成14）年にヨーロッパの統一規格であるＣＥＮ規格になり、この測定法を検討している段階である。

アジアにおいては、２００５（平成17）年２月に韓国において悪臭防止法が発効した。測定方法は日本の三点比較式臭袋法を多少変更した方法を採用している。中国においては、三点比較式臭袋法の導入を検討している段階である。中国においては天津市環境保護科学研究院が国の悪臭研究の重点センターに指定され、測定方法などの検討を進めている。同院と日本との関係は深く、社団法人におい・かおり環境協会が窓口になり、情報の交換、人的交流が活発に行われている。また、タイにおいても一部三点比較式臭袋法が導入されている。

コラム４　臭気指数は騒音のデシベルと同じ

臭気指数は臭気濃度を人間の感覚量に合わせることから、対数変換し、10倍したものである。初めて提案されたときは、臭気指数ではなく、「オーダー値」といわれていた。順番のorderと間違えやすいということで、昭和50年代に臭気指数と呼ぶことに変更された。

臭気濃度は一般的に複合成分に対して使われるが、単一成分の場合は、その成分の濃度をその成分の嗅覚閾値濃度で除した値が臭気濃度に対応する。

騒音におけるデシベルも、測定しようとする音圧を、人間が感じる最小の音圧（最小可聴値）で除しているので、まさににおいにおける臭気指数は、騒音におけるデシベルと、類似の尺度になっているのである。

この臭気指数は、日本で提案された尺度であるが、最近ヨーロッパでも、同じ尺度をオーダー・レベルとして使い始めてきた。

複合成分の場合

臭気指数＝ 10 × log（臭気濃度）

単一成分の場合

臭気指数＝ 10 × log {(成分濃度) ／ (嗅覚閾値濃度)}

騒音の場合

デシベル＝ 20 × log {(音圧) ／ (最小可聴値)}

第5章　においの測定方法

5-1 はじめに

私は環境問題を通してにおいの問題に取り組んだが、最初に考えたのは、従来から感性の問題として取り扱われてきた「におい」の問題を、できるだけ科学的に（定量的に）取り組めないかということである。究極的には、「におい」を科学的に取り組むことなど難しく、どれだけ意味のあることなのかはわからないが、環境問題でにおいを扱うとき、どうしても科学的な取り組み、すなわち数量化の作業が必要になってくる。

しかし、低濃度多成分の混合体であるにおいを、たったひとつの数値で表すことは非常に難しい。どのような評価尺度を用いても、それぞれに一長一短があることは避けられない。そのため、それぞれの評価尺度（測定方法）の特徴を十分に認識し、その目的に合った評価尺度により測定を行うことが必要である。

においの測定方法は、その目的によりいろいろな方法がある。ここでは一般的に環境の分野で使われるにおいの測

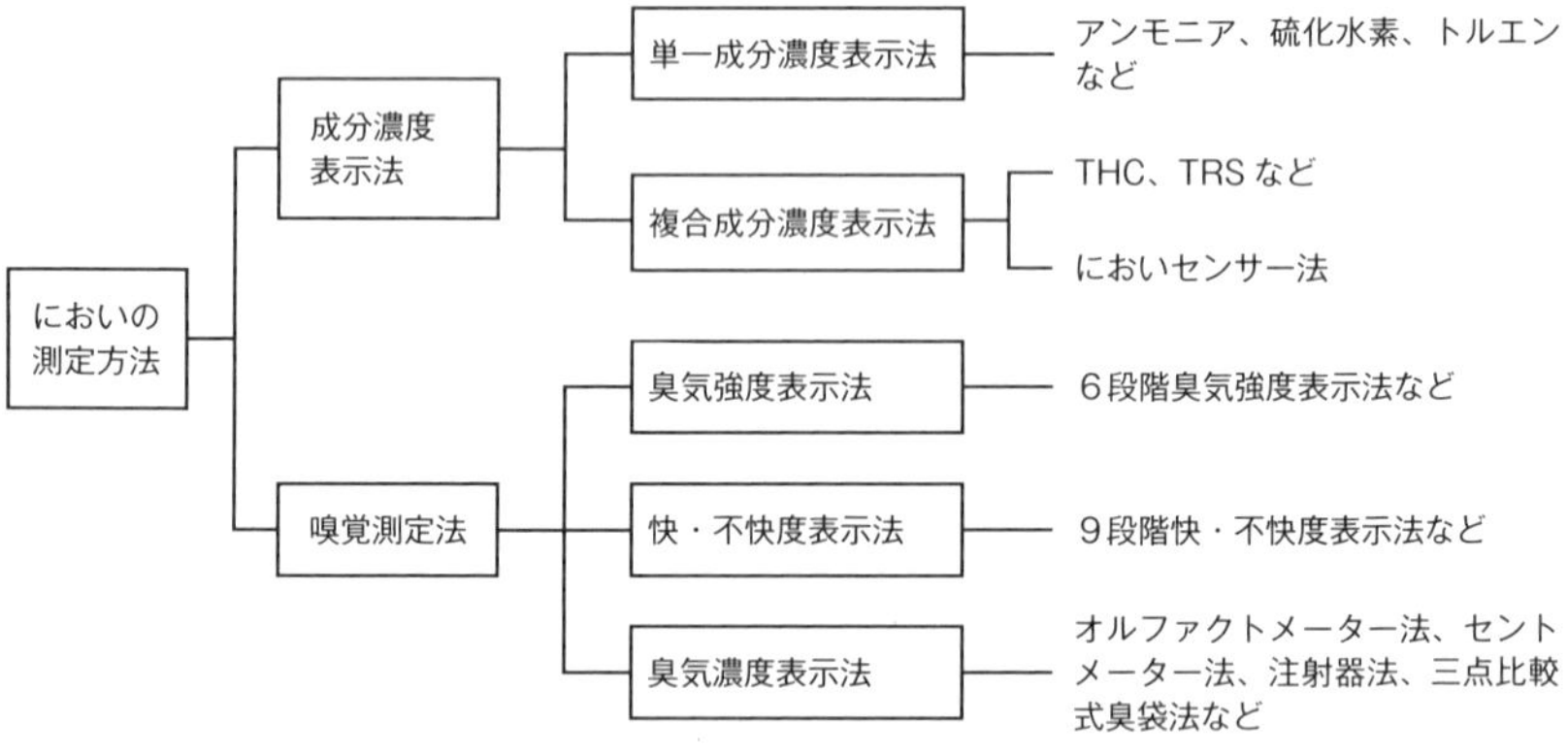

図 21　においの測定方法の一覧

定方法について述べたい。

においの測定方法は図21に示すように、大きくは2つの方法に分けられる。ひとつはそのにおいを構成している化学物質に着目し、分析機器でその化学物質の濃度を測定し、表示する成分濃度表示法である。もうひとつは人間の嗅覚、すなわち人間の鼻を用いてにおいを数値化する嗅覚測定法である。この嗅覚測定法は官能試験法ともいわれている。

5-2　成分濃度表示法（機器測定法）

成分濃度表示法は、測定のための機器として、ガスクロマトグラフ、分光光度計などの分析機器を用いるため、一般的には広く機器測定法ともいわれている。この成分濃度表示法の中にも大きくは2つの方法があり、ひとつは単一の成分（化学物質）の濃度で表示するいわゆる単一成分濃度表示法であり、もうひとつは複合成分濃度表示法である。

1971（昭和46）年に制定された悪臭防止法ではこの単一成分濃度表示法が採用され、現在アンモニア、硫化水素等22種類の悪臭物質が特定悪臭物質として指定されている。これに対し、複合成分濃度表示法は、単一成分ではなくその中

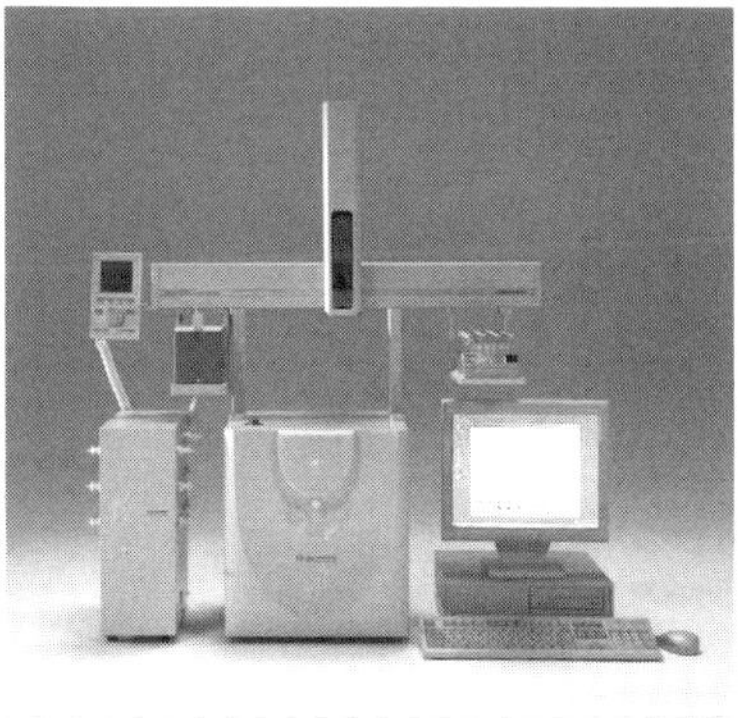

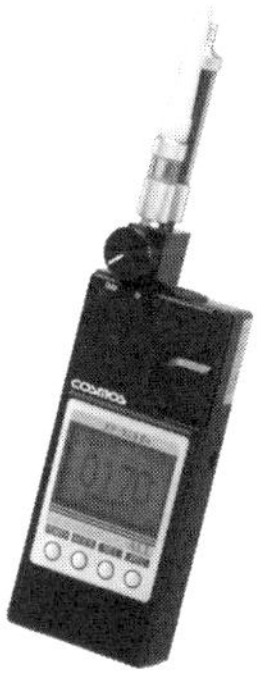

図22　におい識別装置（右）
図23　においセンサー（左）

に含まれるにおい物質のグループの濃度で捉えようとするものである。現在、これらの悪臭成分を複数測定できるセンサーを用いた、においセンサーが市販されている。

においセンサーはどれも、その場で指示値がメーターに表示され、連続測定も可能であることが特徴である。しかし、どのセンサーも人間の感覚と類似の応答をするわけではないので注意を要する。しかし、類似の成分構成のにおいに対しては、相対的な強度を表示することは可能であり、使い方によっては有効に使える。臭質が異なるときは、人間の感覚と合わない場合もある。これらの問題を解決するために、近年異なるセンサーを10種類程度保有し、各センサーからの出力を解析して表示するにおい識別装置が開発され市販されている。図22ににおい識別装置、図23ににおいセンサーの一例を示した。どちらも、測定器の特徴を十分に理解して使用する必要がある。

5-3　嗅覚測定法

嗅覚測定法とは、官能試験法とも呼ばれ、人間の鼻（嗅覚）を用いてにおいを測定する方法である。人間の嗅覚は、においを全体的に捉えるメリットがあるため、国内だけではなく諸外国においても、においの測定にはこの嗅覚測定法が広く使われている。嗅覚測定法の中にもいくつかの方法があるが、ここでは具体的に環境問題で広く使われている臭気強度表示法、快・不快度表示法、臭気濃度表示法、について記載してみたい。

5-3-1　においの強さを測定する方法（臭気強度表示法）

まず臭気強度表示法はにおいの強さに着目して数値化する方法である。日本では、現在まで6段階臭気強度表示法が広く使われている。パネル（においを嗅ぐ人）はにおいを嗅いで、そのときに感じた強さの程度を、次のカテゴリーを基に数字で答える。具体的には、強く感じたら、「4」と答えればよいし、弱く感じるようであれば、「2」と答える。

6段階臭気強度表示法

0：無臭
1：やっと感知できるにおい
2：何のにおいであるかがわかる弱いにおい
3：楽に感知できるにおい
4：強いにおい
5：強烈なにおい

この臭気強度の尺度は、においを嗅いで、すぐその場で数値化できる利点は大きいが、測定レンジの幅が狭いという欠点がある。また、この尺度は、においの強さの程度を測定するために、パネルによるばらつきが大きく、同じにおいを嗅いでも、人により「4」と回答する人もあれば「1」と回答する人もいる。

このような臭気強度のばらつきを少なくするために、臭気強度の標準物質を用意し、パネルにその標準物質の濃度を嗅がせ、その濃度と比較して回答する方法が提案されている。ヨーロッパでは、この臭気強度に対応する標準試料として、濃度の異なるn‐ブタノール溶液を瓶に入れ、標準化を図っている。この方法をブタノール法という。日本では、２００９（平成21）年からこの方法を含めて、臭気強度の標準化の講習制度が社団法人におい・かおり環境協会によって始められている。

５‐３‐２　においの快・不快度を測定する方法（快・不快度表示法）

環境問題においては、においの強さより、においの不快性のほうが重要な尺度になるという意見もある。このような観点から使われているのが、快・不快度表示法である。この尺度は、においの快・不快度に着目して数値化する方法であり、認容性表示法または嫌悪性表示法ともいわれる。日本においては、次に示す９段階快・不快度表示法が広く使われている。

９段階快・不快度表示法

+4：極端に快
+3：非常に快
+2：快
+1：やや快
±0：快でも不快でもない

-1：やや不快
-2：不快
-3：非常に不快
-4：極端に不快

しかし、この快・不快度表示法はにおいを嗅いでいる時間の長さに測定結果が大きく影響を受ける。そのため、客観性のある評価がしづらい面がある。すなわち、臭気の種類によっては、短時間嗅いだときには、快いにおいであっても、長時間嗅がされると不快になることがある。科学的に取り扱うには最も難しい尺度である。

５－３－３　無臭に至るまでの希釈倍数を測定する方法（臭気濃度表示法）

次に、人間の鼻を用いる測定尺度として使われているのが、臭気濃度尺度である。この臭気濃度とは、そのにおい（原臭）を無臭の清浄な空気で何倍に希釈したら、においが消えるかを求めるものであり、丁度無臭になったときまでに要した希釈倍数の数値が、臭気濃度である。すなわち、臭気濃度３千のにおいとは、丁度そのにおいを清浄な無臭の空気で３千倍に希釈したときに始めてにおいが消えるにおいのことである。

また、この臭気濃度を次頁のように対数変換したものが臭気指数であり、臭気濃度に比べて人間の感覚に近い対応を示す尺度となっている。すなわち騒音におけるデシベル表示と同様の関係であるといえる。

Y（臭気指数）＝10×LogX（臭気濃度）

悪臭対策で使用される脱臭装置の脱臭効率は、この臭気濃度の低減率をもって表すことが一般的である。また、世界的に悪臭規制では、この臭気濃度が広く使われている。

5－4 臭気濃度の測定方法

日本でも、また世界でもにおいの測定においては、この臭気濃度尺度が最も広く使われているが、次にこの臭気濃度を実際にどのような方法で求めるのかについて記載したい。

5－4－1 注射器法

注射器法は1957（昭和32）年にフォックス（Fox）ら（文献21）により発表された臭気濃度の測定方法である。昭和40年代まで、日本でも使われていた。臭気濃度測定方法として、容積100mlのガラス製の注射器を用い、その中で臭気をある一定の倍率に希釈する。例えば、試料臭気を注射器の中に10ml吸引し、さらに残

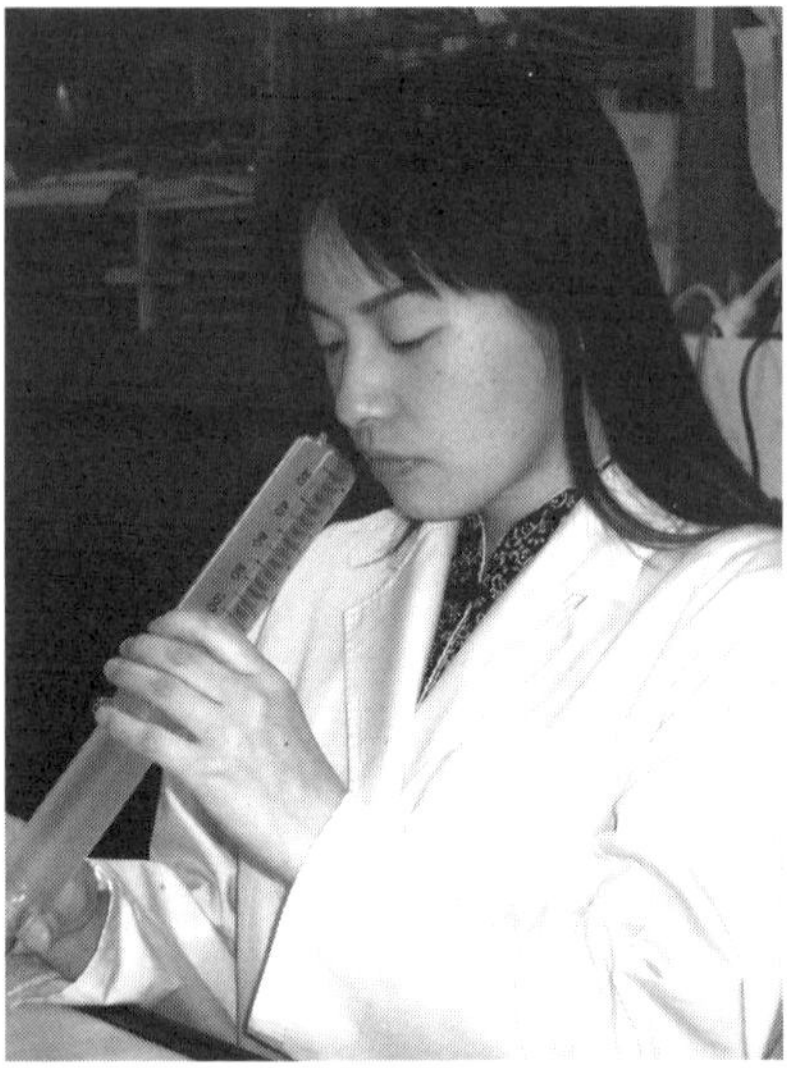

図 24　注射器法

りの90mlは清浄な無臭の空気を吸引すると、注射筒の中で10倍希釈の試料が作製される。パネルはこの注射筒の先端を自分の鼻孔に近づけ、自分の手で臭気を押し出し、においを嗅ぎ（図24参照）、においの有無を判定する。このように10倍希釈において、においが感じられる場合には、さらに希釈倍数を高くして同様の試験を行う。この試験をにおいが感じられなくなるまで続ける。

この方法は、測定に要する経費も比較的少なく、手軽に測定できるメリットはあるが、注射器のすり合わせの固有臭、容量不足、客観性の不足等に問題があり、得られる測定値のばらつきは大きい。

5-4-2　三点比較式臭袋法

三点比較式臭袋法は、1972（昭和47）年に岩崎ら（文献22・文献23）により開発された臭気濃度の測定方法である（図25を参照）。従来日本で広く使われていた注射器法の欠点である、①容量不足　②吸着損失　③準備の手間　④客観性の不足等の欠点を除いた方法として考え出された。注射器法における注射器の代わりに、容積3Lのバッグ（におい袋）を用い、上記の欠点を補っている。また、今までの注射器法は、ひとつの検体をパネルが嗅ぎ、においの有無を判定していたが、三点比較式臭袋法は三点比較法を採用している。すなわち、3個の袋のうち、2個の袋には無臭の空気を入れ、

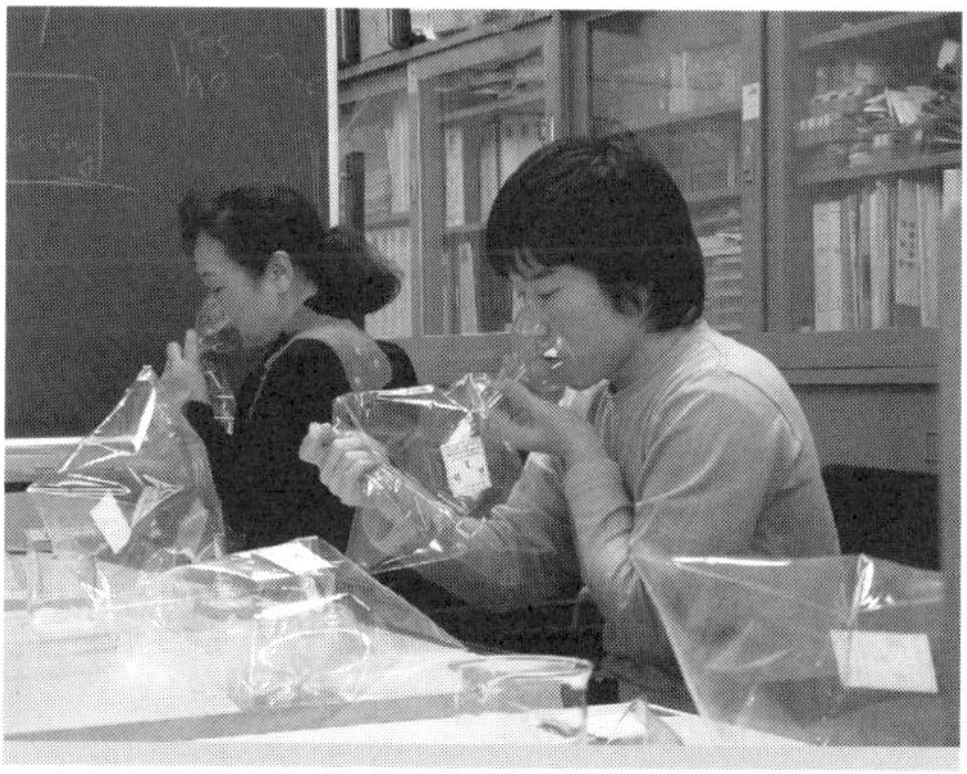

図25　三点比較式臭袋法

残りの1個の袋に所定の希釈倍数に希釈した試料を入れる。パネルはこれら3個の袋の中のにおいを嗅ぎ、においがあると思われる袋の番号を回答する。回答が正解の場合、更に希釈倍数を約3倍大きくし、においを薄くして同様の試験を実施する。この判定試験をパネルの回答が不正解になるまで実施する。希釈倍数が上がり、試料を入れた袋のにおいが薄くなると、無臭の袋と区別がつきにくくなり、正解率は下がる。このように改良することにより、測定結果の精度、及び客観性が高くなっている。

図26に三点比較式臭袋法の試料の調整方法について示した。

三点比較式臭袋法には排出口における測定法と、環境臭気の測定法の2つがある。前者は比較的臭気濃度が高い場合の測定法であり、後者は逆に低濃度（臭気濃度100以下程度）に適した方法である。どちらの方法も6名ないしはそれ以上のパネルで測定するのが原則である。

三点比較式臭袋法の測定方法の詳細は、文献24、文献25を参照されたい。

5-4-3　オルファクトメーター法

オルファクトメーター法も臭気濃度を測定するための測定方法である。臭気濃度は、実際の試料を希釈してパネルに嗅

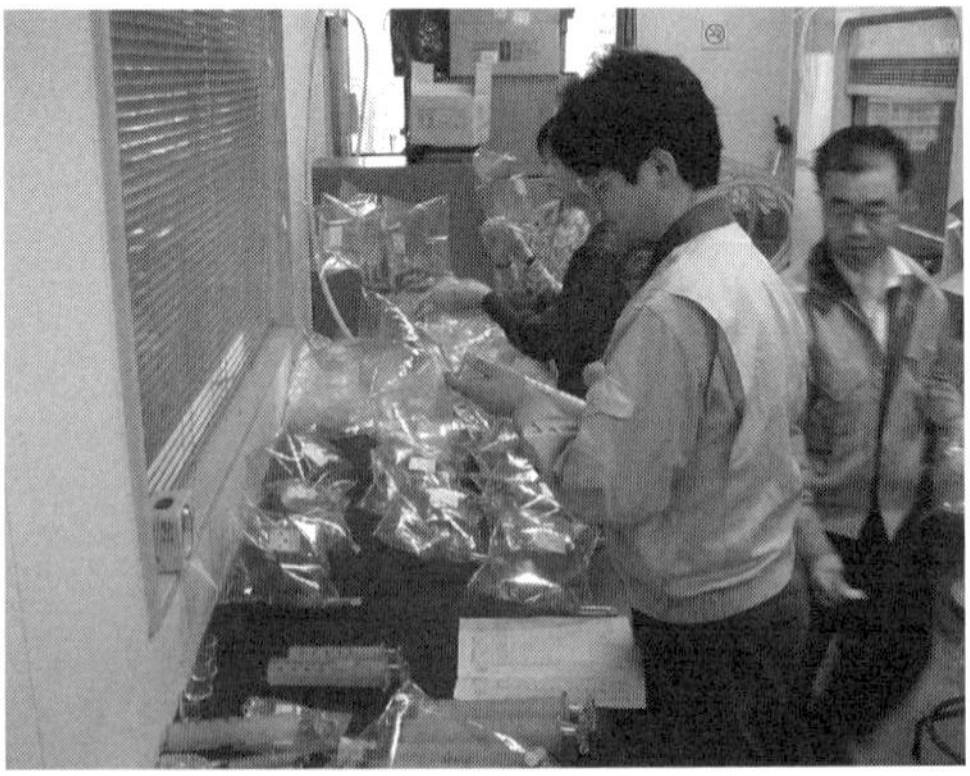

図26　三点比較式臭袋法の準備風景

いでもらうが、この希釈作業を電磁弁、キャピラリー、ニードルバルブなどを用い自動化したのがオルファクトメーター法である。測定の対象となる臭気の希釈を自動的に行う。パネルは吐出するそのサンプルを嗅ぎ、においの有無を判定する。

このオルファクトメーター法の装置は世界的には1960年代から海外のにおいの研究者によって作られ始めた。日本でも1970年代に近江オドエアーサービス社により市販されたが、現在は市販されてはいない。オルファクトメーターの長所は、オペレーターの手間が省けること、またにおい袋などの消耗品が節約できることがあげられる。これに対して短所としては、臭気の配管内でにおい物質が吸着するため、高倍率希釈の希釈精度が問題になること、また装置が高価なことなどがあげられる。また、この方法においては、希釈倍数は標準ガスを用いて確認しなくてはならない。低希釈倍数から高希釈倍数まで希釈精度を合わせることは難しい。

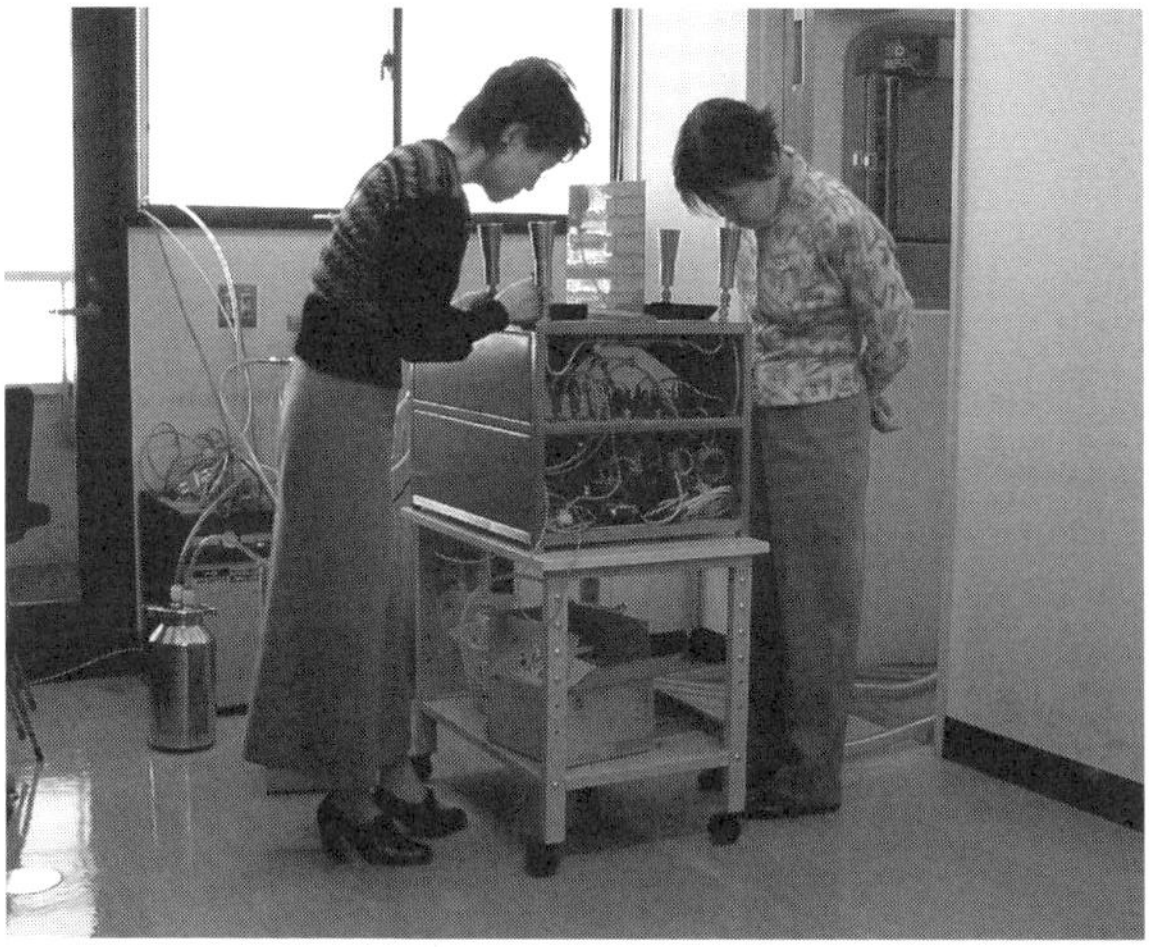

図27　オルファクトメーター法

環境省は2000（平成12）年に、ヨーロッパ規格に適合したオルファクトメーターをオランダから1台購入し、東京都環境科学研究所において三点比較式臭袋法との比較データを取った。その結果は上野（文献26）が詳細に報告しているので参照されたい。図27に測定に用いたオルファクトメーター法の装置を示した。

5-4-4　無臭室法

一定の大きさの部屋（チャンバー）の中に、適当に調整されたにおいを満たし、パネルがそのにおいを嗅ぎ、テストを行う方法である。この無臭室法においては、主に臭気強度ないしは快・不快度を測定することが多い。無臭室法における臭気濃度の測定は、臭気強度測定の結果から算出する方法により行うのが通常である。

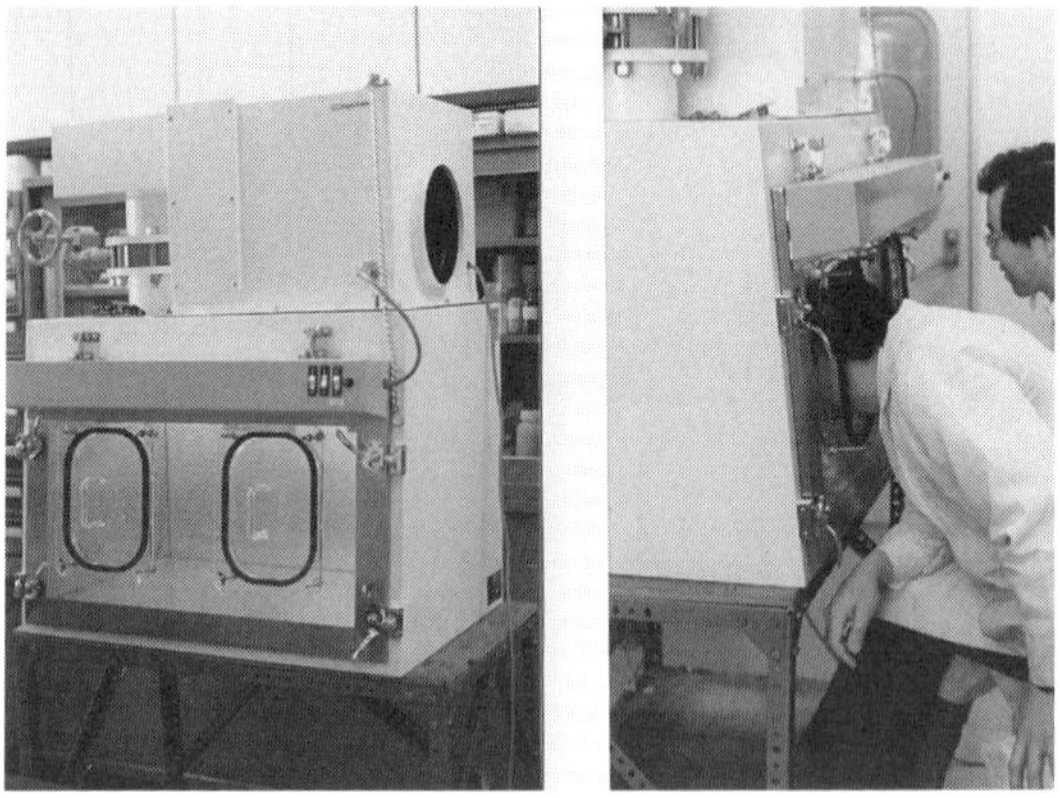

図28　簡易無臭室

この方法は他の測定方法に比べ、比較的自然の状態でにおいを嗅げる長所がある。しかし、1日に行える測定の回数に制限があり、多くのデータは取りづらい。

無臭室にも多くの種類があるが、大きくはパネルが無臭室に入り、においを嗅ぐ入室式無臭室と、顔の部分のみを窓から入れて、においを嗅ぐ嗅ぎ窓式無臭室とに分けられる。また、入室式無臭室など比較的大きな無臭室は、内部の洗浄に比較的時間と手間がかかるため機動性に欠けるきらいがあり、最近では使用例が比較的少なくなっているものとみられる。また、最近では取り扱いが容易な小型の容積0・5m^3以下の簡易無臭室も使われている。図28には、嗅ぎ窓式の簡易無臭室の一例を示した。

図29、図30は、私がスウェーデンで見てきた無臭室で、トレーラーで移動できる可搬型の無臭室であった。入室式で、ガラスの窓も付いている。無臭室の中には椅子も置かれており、自然の状態でにおいを嗅ぐことができる理想的な無臭室である。

5-5　水中の臭気嗅覚測定法

水中の臭気についてはかなり重要な問題で、実際の私たちの身の回りにおいてもいろいろの問題が発生している。例えば、河川における臭気の問題、都市部のビル街に発生しているビルピット（地下排水槽）からの臭気問題、工場排水の臭気などがあげられる。すなわち、においの原因が、排水など水系によるものを、ここでは対象としている。

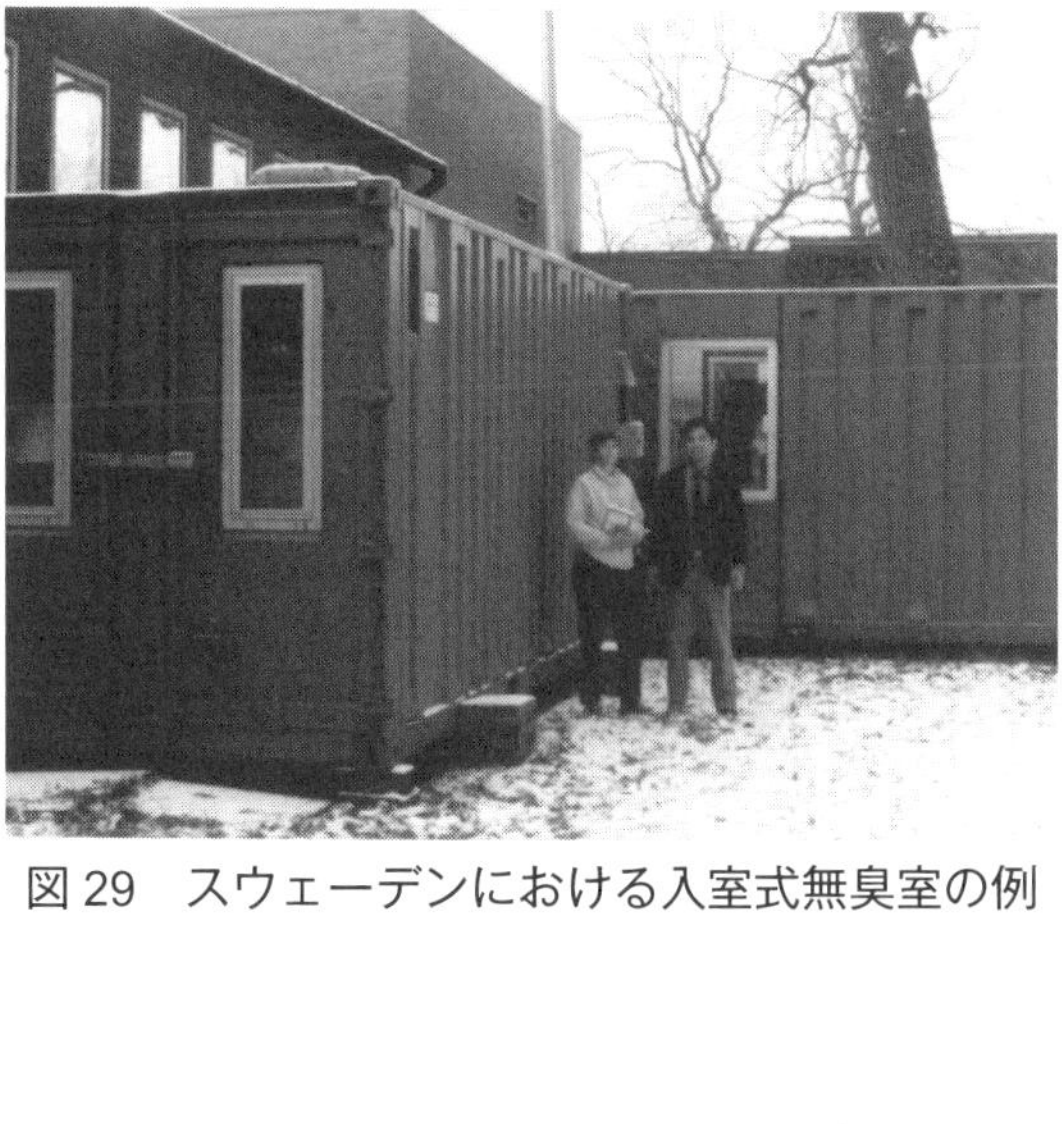

図29　スウェーデンにおける入室式無臭室の例

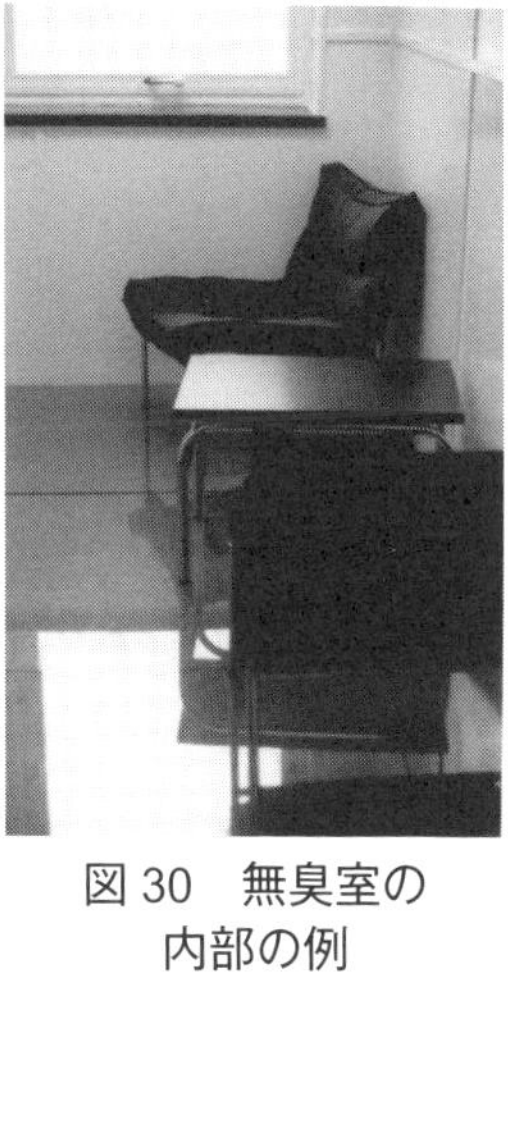

図30　無臭室の内部の例

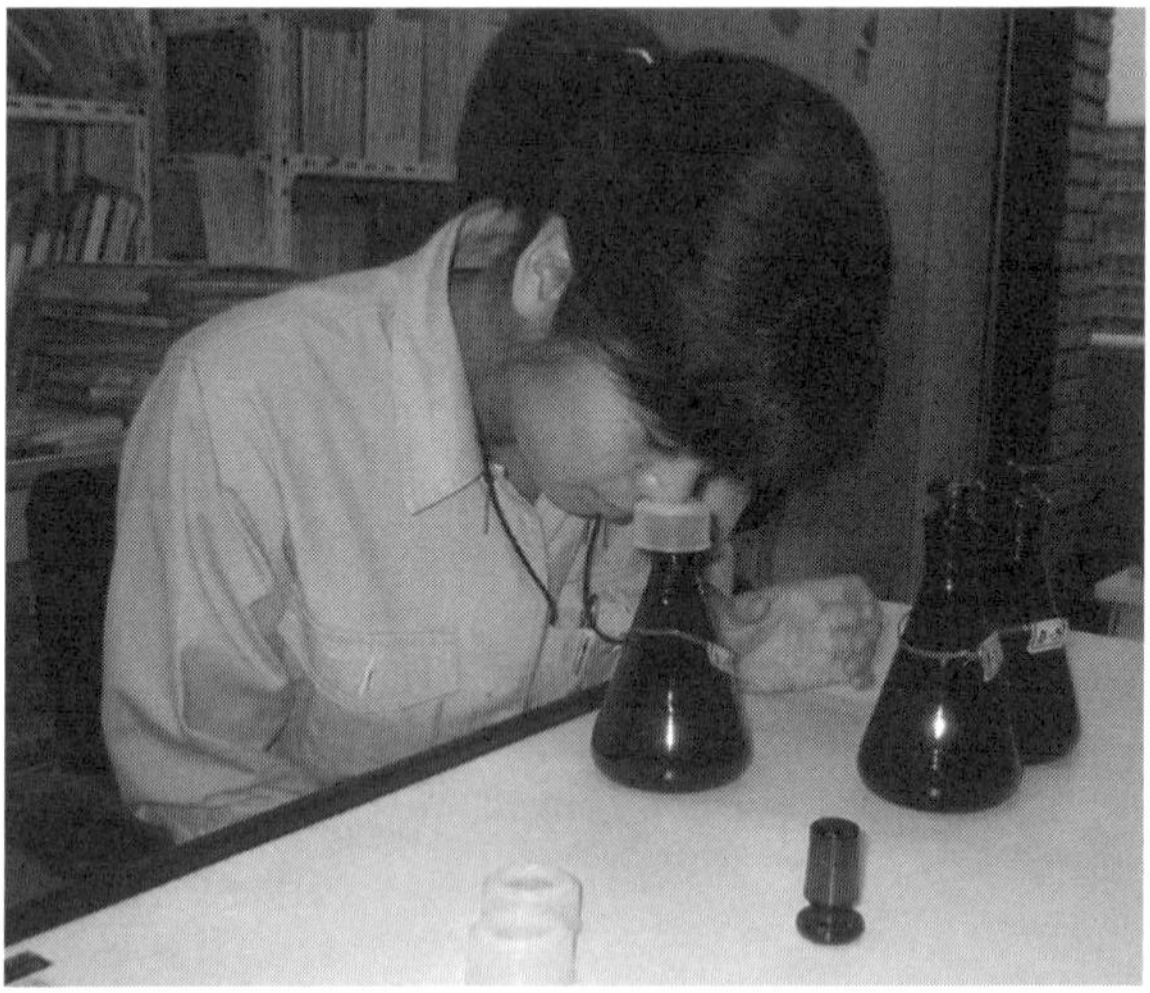

図 31　三点比較式フラスコ法

悪臭防止法では、嗅覚測定法による第3号規制でこの三点比較式フラスコ法が採用されている。三点比較式フラスコ法とは、器材としては300mlの暗褐色の共通摺り合わせ三角フラスコを用いる。測ろうとする試料水を一定の希釈倍数になるように無臭水で希釈して、100ml注入する。試料水及び無臭水は25℃に保たれる。この希釈試料を入れたフラスコ1個と、無臭水のみを入れたフラスコ2個、計3個のフラスコをパネルに渡す。パネルはフラスコを軽く振り、栓をはずし、フラスコ内のにおいを嗅ぎ、においがあると思われるフラスコの番号を回答する。この回答が正解である場合には、三点比較式臭袋法と同様に更に約3倍希釈倍数を上げ、不正解になるまで同様の試験を継続する。ガス状臭気の測定方法である三点比較式臭袋法とは、測定する器材が、におい袋から三角フラスコに変わった以外はほとんど同じ実施方法になっている。

図31に、三点比較式フラスコ法の実験風景を示した。

５-６　嗅覚パネルの選び方

前節までに、環境分野におけるにおいの測定方法について記載したが、その中で世界的にもにおいの測定には嗅覚測定法が使われていることを示した。嗅覚測定法は人間の嗅覚を用いてにおいを測定する方法である。そのため、においを嗅ぐ嗅覚パネル（以下パネルと呼ぶ）の選び方が測定結果に影響を及ぼすことになる。ここでは、この嗅覚測定法で用いるパネルをどのように選ぶかについて記載したい。

パネルの選定試験に用いる試薬としては、以下に示した５種類の基準臭液が用いられる。この基準臭は高木ら（文献27）が、嗅覚の医学的な診断用に開発したT&Tオルファクトメーターから発展し、嗅覚パネル選定用として用いられているものである。

A：β-フェニルエチルアルコール　基準濃度　$10^{-4.0}$ w／w
B：メチルシクロペンテノロン　基準濃度　$10^{-4.5}$ w／w
C：イソ吉草酸　基準濃度　$10^{-5.0}$ w／w
D：γ-ウンデカラクトン　基準濃度　$10^{-4.5}$ w／w
E：スカトール　基準濃度　$10^{-5.0}$ w／w

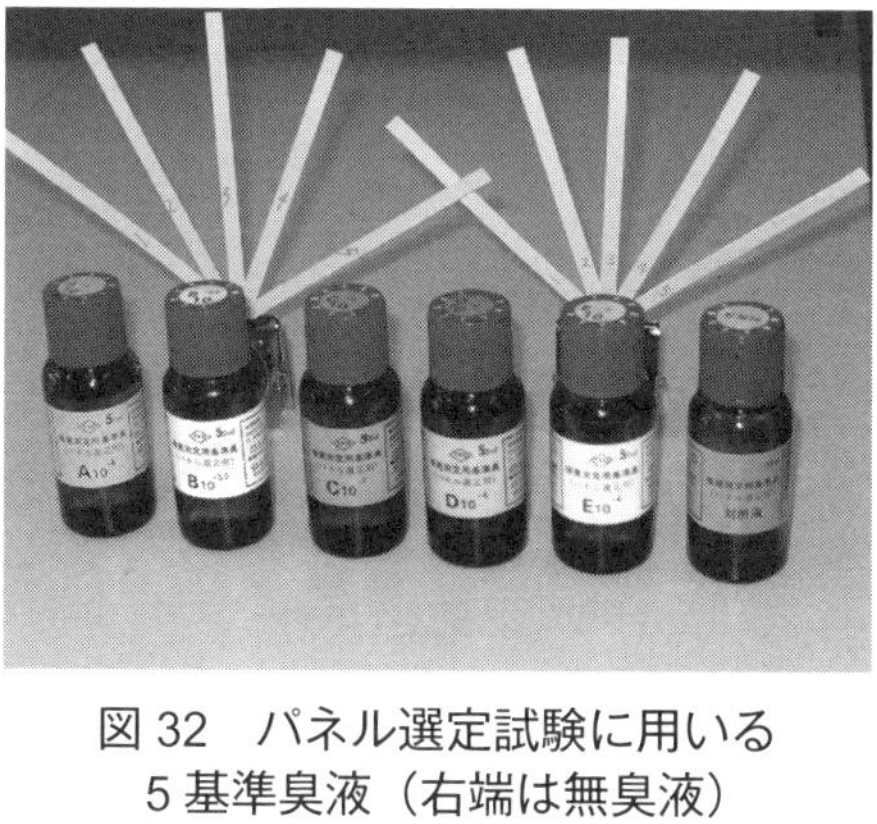

図32　パネル選定試験に用いる
５基準臭液（右端は無臭液）

右記の5つの基準臭は、無臭の流動パラフィンにより溶かされ、希釈されている。現在この試薬は第一薬品産業株式会社により市販されている。

前頁のパネル選定基準臭液の下にかかれた基準濃度とはその濃度を検知できるかどうかを判定する濃度である。すなわち、図6に示した嗅覚正常者と嗅覚異常者の境になる濃度であり、その濃度を検知できれば嗅覚正常者ということになり、嗅覚パネル選定試験に合格したことになる。すなわち、この試薬によりその人の嗅覚の検知能力が正常かどうかを判断することができる。

具体的には、図32に示すように、5本のにおい紙のうち、任意の2本のにおい紙の先端（約1㎝）に、上記基準臭液のひとつを浸し、残りの3本には、無臭液を浸し、被験者にはすべてのにおいを嗅いでにおいがあると思われる2本のにおい紙の番号を回答させる。被験者がにおいを付けたにおい紙の番号を正しく回答したら、そのにおいに関しては合格になる。図32に示す5種類すべてに合格した被験者がパネル選定試験に合格したことになる。

詳しい内容は文献（文献24）を参照されたい。

5-7　国家資格である臭気判定士とは

日本においては、悪臭防止法で嗅覚測定法（三点比較式臭袋法）が採用されている。この測定方法は、分析機器等を用いて測定する方法とは異なり、人間の嗅覚を用いて臭気を測定するため、パネルの管理などが難しい課題になる。具体的には、パネルは人間であり、長い測定時間では疲労も生じるため、１日に測定できる検体数には当然制限がある。また、競争心を煽って試験を実施するようなことがあっては、よい結果は得られない。

そのため、今までの環境測定とは異なり、オペレーター（試験を実施する人）の能力、知見が測定結果に大きな影響を及ぼすことになる。そこで、嗅覚測定法の統括実施者であるオペレーターに与えられる資格が「臭気判定士」である。この資格は国家資格であり、１９９６（平成８）年度からスタートした。この試験は、毎年11月頃に、東京、大阪、名古屋で実施されている。筆記試験の内容は、５肢択一などで実施される。臭気判定士の資格は、この筆記試験に合格するとともに、嗅覚が正常であることを確認する嗅覚試験にも合格していなくてはならない。

臭気判定士の資格を取られている人は、２００９（平成21）年度現在、全国に３千人ほどであり、全国の民間分析機関のスタッフ、防脱臭装置メーカーのスタッフ、臭気問題を抱える事業所の担当者などが多い。

５‐８　においの測定方法の歴史的流れ

においの測定の歴史はそんなには古くない。そもそも、においを数量化しようなどという観念は、19世紀中ごろまでの人にはなかったといえる。最初に、においを測定する必要が生じたのは、生理学者であった。オランダのツワーデマーカー（文献28）は、人間の嗅力を測定するために19世紀末に嗅覚計を開発した。この方法は、世界で始めてのにおいの測定器といえるが、構造的にも非常に簡易であり、定量的な測定法とはいい難かった。

その後、環境問題として悪臭公害が世界的にも問題になり、においの測定方法を固める必要が生じ、１９５０（昭和25）年頃から各種の測定方法が提案されてくる。１９５７（昭和32）年にフォックスら（文献21）により発表されたのが、注射器法である。この方法は、今までの方法に比べて、定量性が多少高くなり、広く使われるようになってきた。この注射器法はアメリカにおいては、ミネソタ州などにおいて、悪臭規制指導のための測定方法として採用された。

次に、臭気濃度測定法として用いられたのが１９６０（昭和35）年に発表されたセントメーター法である。これはホイら（文献29）により提案された方法である。このセントメーターは現場の環境臭気の臭気濃度を、その場ですぐに求めることができるメリットがあり、特に発生源における臭気ではなく一般環境の臭気測定用として開発されたものである。アメリカにおいては、コロラド州などにおいて採用された。日本においては今までに数個輸入されただけで、実験的な測定に用いられているだけである。

臭気濃度測定を含め、各種の臭気官能試験の方法として、無臭室法も広く使われてきた。この方法はできるだけ自然に近い形で官能試験を行えるメリットがあり、主に臭気強度及び快・不快度の測定に用いられる。スウェーデンのリンドバル（文献30・文献31）はトレーラー式の移動可能な無臭室を用い、臭気濃度測定を行っている。レオナルドスら（文献32）は約13m³の無臭室を用い、53種の化学物質の嗅覚閾値を求めた。また日本においては日本環境衛生センター（文献33）、東京都公害研究所（文献34）などでも無臭室が作られ、多くの基礎的なデータが取られた。

オルファクトメーター法は臭気濃度を測定する方法であり、臭気の作成方法には連続式とバッチ式とがある。この方法は1960年にネーダー（文献35）よって最初に用いられた。その後、ドラブニクスら（文献36・文献37）はオルファクトメーターに三点比較法を導入し、発生源における臭気及び環境における臭気を測定した。斉藤ら（文献38）は加圧／減圧式オルファクトメーターによりニオイプロフィール加算法を用いて臭気の不快度などの測定を行っている。

現在、ヨーロッパにおいては、このオルファクトメーター法を積極的に推し進めており、2002（平成14）年ヨーロッパ基準（CEN）にするとともに、ISO化を図っている。アメリカにおいても、注射器法、及びセントメーター法は、現在では歴史的測定法になりつつあり、ヨーロッパと連携し、オルファクトメーター法を広めつつある。

次に日本におけるにおいの測定法の開発状況について記載したい。日本において開発された、最も古い臭気測定法ということになると、1967（昭和42）年に沢谷ら（文献39）により提案された食塩水平衡法があげられる。この方法は1％食塩水に、臭気を吸収させ、その吸収させた液を清浄な無臭水で希釈し、丁度におわなくなったときの希釈倍数を求めるものである。この方法は、宮城県の悪臭規制のための条例に採用された。日本において行政的に採用された最も古い嗅覚測定法である。しかしこの方法は全国的には普及せず、1970（昭和45）年頃までは、悪臭の測定にはアメリカで開発された注射器法を用いていた。

しかし、注射器法により測定されたデータは非常にばらつきが大きく、再現性の高い値はとれなかった。注射器法の欠点を改良するかたちで、岩崎ら（文献23・文献40）は新しい嗅覚測定法として三点比較式臭袋法を提案した。1972（昭和47）年に提案されたこの方法は、種々の検討が加えられ、1977（昭和52）年に東京都の悪臭規制のための測定方法に採用された。その後、埼玉県、新潟県など多くの自治体で悪臭規制・指導のための測定方法に、この三点比較式臭袋法が採用された。また、1995（平成7）年に悪臭防止法が改正され、三点比較式臭袋法が同法の中に採用された。

現在、欧米を中心にオルファクトメーター法が使われているが、三点比較式臭袋法は、日本だけでなく、韓国、中国、タイなどで使われるようになってきた。すなわち、欧米を中心にオルファクトメーター法が使われ、アジアを中心に三点比較式臭袋法が使われている状況である。環境省においても、この三点比較式臭袋法を欧米を含め国際的に広めるため、各種の事業を展開してきている。

5-9 日本で保管されていたツワーデマーカーの嗅覚計

ツワーデマーカーの嗅覚計は、世界で最も古いにおいの測定器である。図33、及び図34に示すにおいの測定器であるが、作られたのが今から100年余り前のことである。図面では古い文献に記載があるものの、実際にどのような構造になっているのかは私自身もこの30数年知らなかった。においの測定に携わる者にとっては、ツワーデマーカーの嗅覚計は、文献の中の世界であり、現物を見ることはまったく考えられなかった存在である。ところが、2009（平成21）年の5月に偶然にインターネットで検索していると、京都大学に保管されていることが記載されており、ビックリしてしまった。

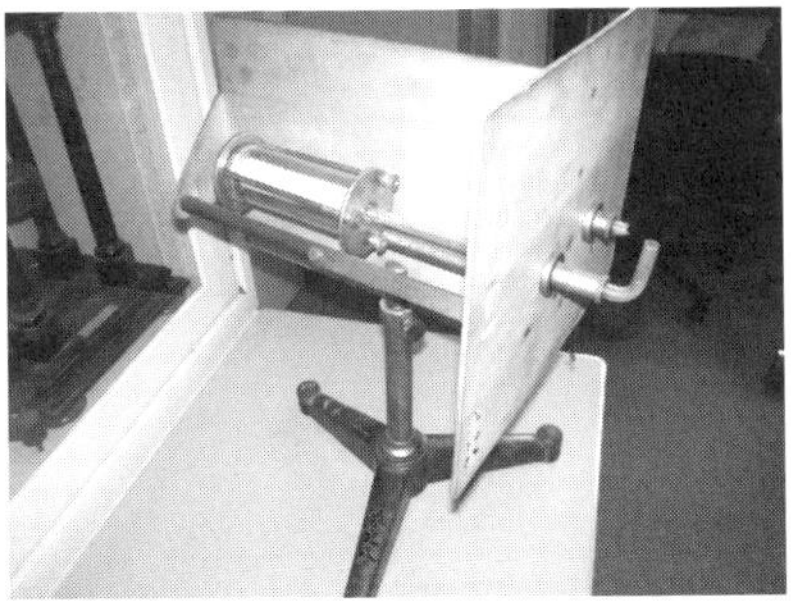

図33　ツワーデマーカーの嗅覚計（その１）

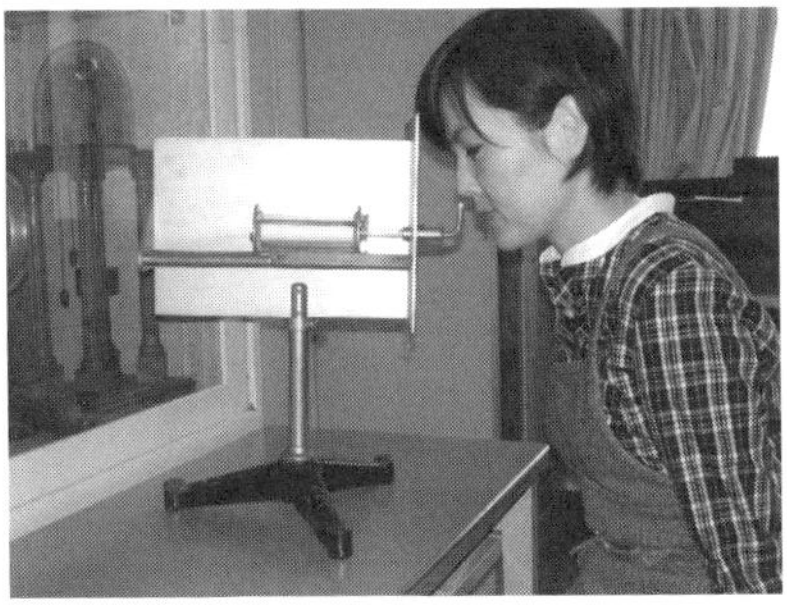

図34　ツワーデマーカー嗅覚計（その２）

世界でも保存されているのは、わずかであるはずのツワーデマーカーの嗅覚計が、まさか日本で保存されているとは考えられなかった。すぐに京都大学に連絡し、見せてもらうことになり、京都大学に出向いた。保管されていたのは、文学部の苧阪《おさか》直行文学部長の部屋で、当日お忙しいにもかかわらず、先生にご説明をいただいた。京都大学では１９０８（明治41）年にツィマーマン(Zimmermann) 社から13円41銭で購入したことが備品購入台帳に記載されているとのことであった。図33に示すとおり、一部のガラス部分は損傷しているものの、ほとんど原形を残していた。１００年以上前の器具が、きちんと残されたのは京都が戦災をまぬがれたためらしい。

この方法の原理は、ガラス繊維状のタンポンを内蔵したガラス筒（外筒）と、においを吸い込む細管（内径６㎜）とからできている。タンポンを含む外筒を少しづつずらしながら、内管の一方から、空気を吸い込む。外筒がずれて、臭気が付着しているタンポンの露出部分の面積が増えてくると、臭気を感じやすくなる。外筒を移動させた長さの目盛りを読みとり、尺度としている。

この嗅覚計には金属部分に刻印が打たれており、アメリカ、イ

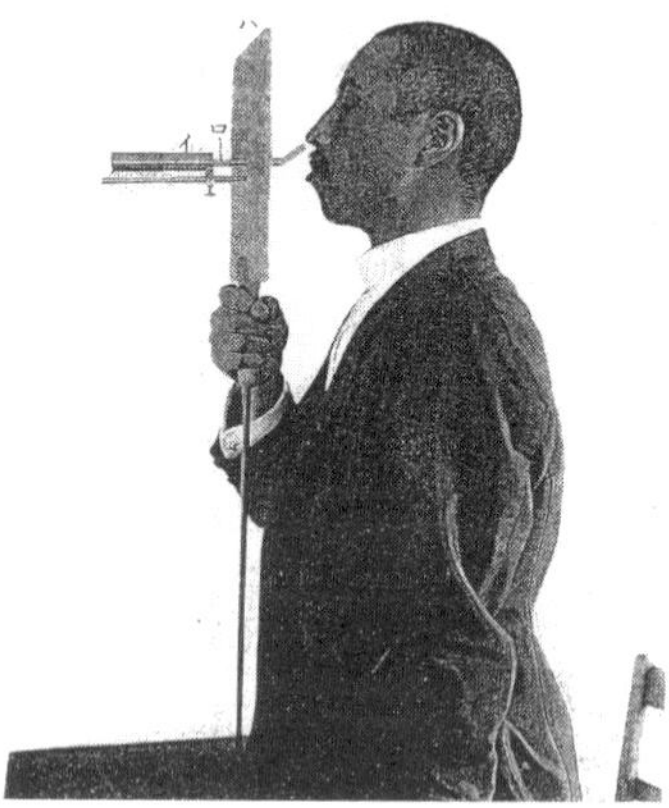

図35　ツワーデマーカーの嗅覚計を用いた実験風景

リノイ州シカゴのストールティング（Stoelting）社と印字されている。ツワーデマーカーの嗅覚計は文献により、何種類かのものが記載されているが、京都大学に残されているものは、三脚も付いており、製品化された嗅覚計であることがわかる。

また、苧阪先生からは1910（明治43）年に弘道館より出版された「実験心理写真帖」についても一部資料をいただいた。これは大学における心理学の実験用書籍で、各種の実験手法が載せられている。この中で図35にも載せたように、ツワーデマーカーの嗅覚計を用いた実験風景が記載されている。

この写真に出ているツワーデマーカーの嗅覚計は、被験者が嗅覚計を手に持って実験するタイプである。このタイプのツワーデマーカーの嗅覚計が明治時代から日本で大学の授業で使用されていたことは今回の資料で明らかになったといえる。以上の内容は苧阪先生がまとめられた資料（文献41）にも詳細に記載されている。戦災をまぬがれ、どこかに残っていれば興味深い。

第５章　においの測定方法

コラム５　三点比較式臭袋法開発時の苦労話

三点比較式臭袋法は、昭和46年から48年にかけて開発した方法であるが、開発に当たって最も苦労したのは、用いる袋の材質であった。この三点比較式臭袋法は、かなり無臭性の高い袋が存在しないと、測定法自身が成り立たない。当時市販されていたプラスチックのフィルムはどれも固有のにおいがあり、においの少ないフィルム（袋）を探すのに苦労する日が続いた。近くのデパートで各種のプラスチック製の袋を入手して、においを嗅いでみたりした。白足袋の袋がにおいがしないというので、さらしを何十反も購入し、小さく切って、ひとつひとつ袋に詰め、数日後ににおいを嗅いでみたが、やはりだめだった。

各種の袋を洗濯機に入れ、洗ったりみたり、当時目黒にあったと記憶しているが、三井東圧の研究所にお願いして、においのある添加剤を低減して、フィルムをワンロール引いてもらったことも覚えている。一時はプラスチックのフィルムをあきらめ、アルミ箔を用いて、製袋し、使用していた時期もあった。

その後、ポリエステルフィルムが市場に出てくることにより、におい袋の材質の問題は解決してくるが、それまで二年間に及ぶ苦労が思い出される。鼻当てについても同様で、都内の病院を何か所か訪ね、酸素吸入のマスクを集めたり、ガラス製でかなりの数作成したり、無臭性が高く、使い勝手のよいものを探すのにかなりの苦労があった。

第6章　悪臭対策

毎日の生活の中で、かおりを楽しむのは快いが、ときには不快なにおいに悩むこともある。日常生活に影響を及ぼすような悪臭を除きたいのは当然であり、昔から人間は生活の中で知恵を働かせ、悪臭対策を行ってきた。便所の近くにはキンモクセイなどのかおりのある木を植えたり、また葬儀において香を焚くのも、元はにおい対策といわれている。

近年、環境問題が重要視されてくると、工場から排出される悪臭が周辺住民にとって大きな問題になる。工場周辺に住む人びとにとっては、排出される悪臭をできるだけ減らして欲しいと願うのは当然である。またこのような悪臭苦情をかかえている工場の経営者にとっては、自分の工場から排出される悪臭をどのように減らしていくかを検討しなくてはならない。場合によっては工場の死活問題にもつながる重要な課題になることもある。

また、一般家庭においても、同様に悪臭の問題は発生する。トイレ臭、生ゴミ臭だけでなく、カビ臭、ペット臭、建材臭など解決しなくてはならない悪臭問題はたくさん存在する。

大きな工場が原因の悪臭問題だけでなく、一般の家庭で問題となる悪臭問題においても、私たちは悪臭の問題に出会うと、どのように解決していいのか途方に暮れてしまう。確かに悪臭対策は難しいことも多いが、基本をしっかり考えていけば、それほど難しいことではない。気を付けなくてはならないのは、眉唾の脱臭技術である。市販されている脱臭装置や脱臭グッズの中には、脱臭原理がはっきりせず、脱臭効果がほとんど期待できないものもみられ、中には公正取引委員会が排除命令を出したものもある。特に工場において、高価な脱臭装置を導入するときには、十分に注意し、選定する必要がある。

この章では、環境とにおいとの関係において最も重要な悪臭の対策について記載したい。

6-1　悪臭は元から絶て

悪臭対策の中で最も基本的で、かつ重要な対策は、悪臭の元となる原因を取り除くことである。すなわち、「悪臭対策の基本は元を絶つ」ということである。「悪臭は、発生したものを除くのではなく、発生させないことが基本である。」ということにつながる。確かに元を絶つという対策は難しい場合もあるが、この対策は最も効果的な対策であり、まず悪臭対策を検討するときは、最初に検討すべき課題である。

悪臭の元を絶つという対策には、もちろん悪臭を発生するものを取り除いてしまうという対策が基本であるが、悪臭を発生する原因物質を他の悪臭の少ないものに切り換える対策も含まれる。更にこの対策の中には悪臭を発生しているものに蓋をするなど、悪臭の発生を抑える方法も同様である。悪臭は発生させたものを取り除くのは、技術的にも経済的にも難しくなるケースが多い。

ドライクリーニングを例にして説明したい。町中にも多く存在する多くのドライクリーニング店においては、溶剤として石油系の灯油に近い溶剤（ターペンとも呼ばれる）を用いているが、この溶剤は当然においが強く、近隣に悪臭被害を及ぼす場合もある。この溶剤の悪臭対策として、近年においの強いターペンに替えて、においが少ないn-デカン（ノルマルデカン）が一部で使われ始めている。n-デカンは、従来のターペンと比較して、コストは多少高いが、においが少なく、作業環境もよくなることから悪臭対策を検討しているクリーニング店で使われている。このように、悪臭対策を考える場合、においの強い原材料をにおいの少ない原材料に替えることをまず検討すべきである。

以上ドライクリーニングの事例を紹介したが、同じように塗装工場においては、シンナーなどが含まれる溶剤塗料から比較的臭気の少ない水性塗料に塗料の中身を替えることもある。これも、有効な悪臭対策になる。もちろん、製品の品質への影響については十分に配慮することが必要だ。

「元から絶て」という対策は、一般家庭においてもみることができる。トイレの悪臭は代表的な悪臭問題であり、多くの人の悩みであったが、近年は水洗化され、昔ほどの大問題ではなくなった。この対策も、糞尿を家屋内にとどめて汲み取りによって処理するのではなく、下水道などを通して、家屋内から即時排出し、悪臭の元を取り除く対策のひとつである。

また、室内において何かカビ臭いにおいがしているときには、室内に消臭剤を噴霧する方法もあるが、基本的にはカビをアルコールやジア塩素酸ソーダなどにより除去し、カビが発生しないように空気の流れや湿度の管理をしっかりすることのほうが重要である。

このように悪臭対策を考える場合、まずにおいの元となるものを除くことが基本であるということを頭に入れておいて欲しい。

6-2 においを希釈して薄める（空気希釈法、換気法）

悪臭対策の次の手段は、においを感じなくなる程度まで、においを希釈して薄めてしまうことであ

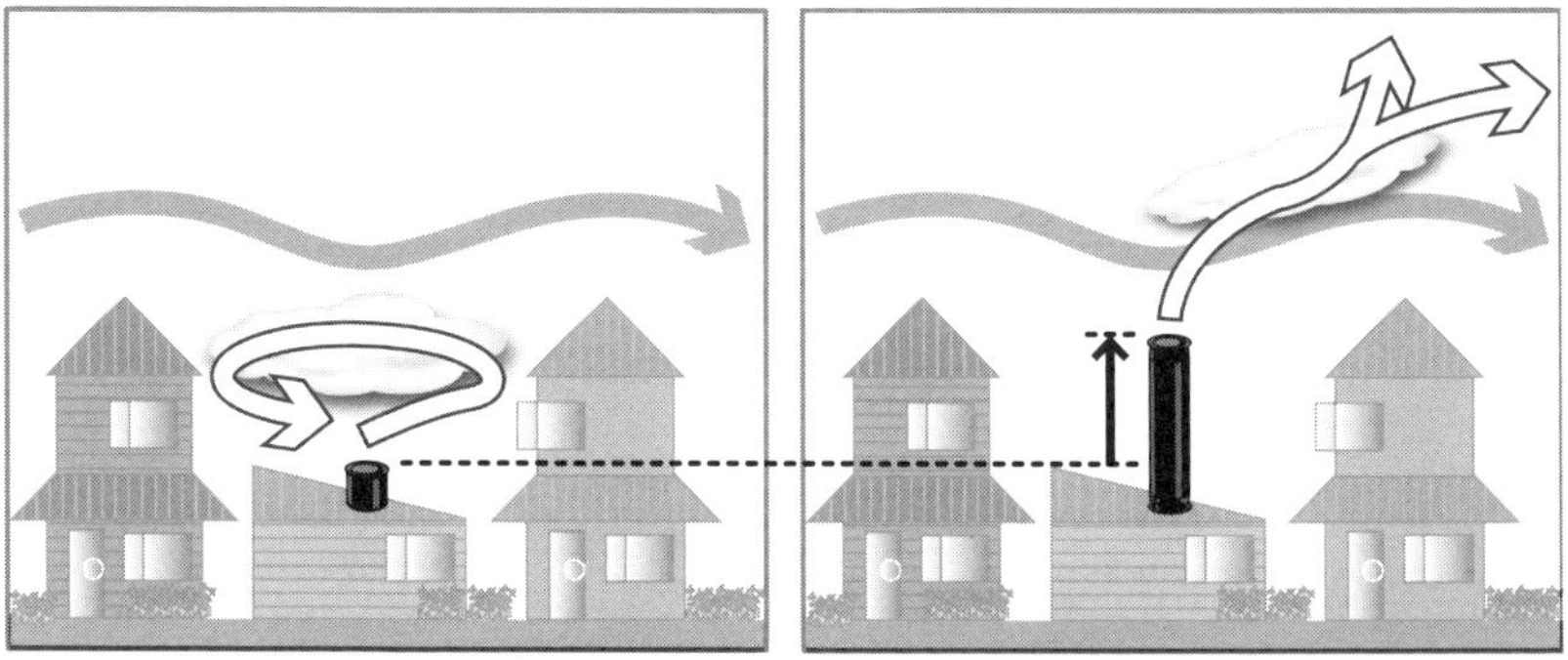

図 36　臭気排出口を高くする対策

る。どんなにおい物質でもどんどん空気で薄めれば、におわなくなる。多くの工場にあり、誰もが知っているあの「煙突」は、この希釈効果を狙ったものである。高い煙突から排出された臭気は大気中で空気に希釈され、拡散して、地上に落ちる頃には薄まり、においは低減する。

煙突（排気口）の高さが高ければ高いほど、希釈される効果は大きい。更に煙突から排出される臭気の温度が高いほど、また煙突から飛び出る吐出速度が大きいほど、臭気の希釈効果は大きい。多くの人は、悪臭を高所から排出し、拡散に頼ると聞くと、被害範囲を拡大してしまうのではないかと心配するかもしれない。しかしその心配は不要で、拡散計算でも、実際の現場でもその効果は確認されている。

以上のように工場においては、悪臭対策として、空気による希釈効果を狙った煙突を備えている。多少専門的になりすぎるかもしれないが、悪臭対策として使われる煙突（排気口）には、図37に示すように、上向き、横向き、下向き、T字、H型、陣笠など排出口の構造によっていくつかのタイプのものが使われている。

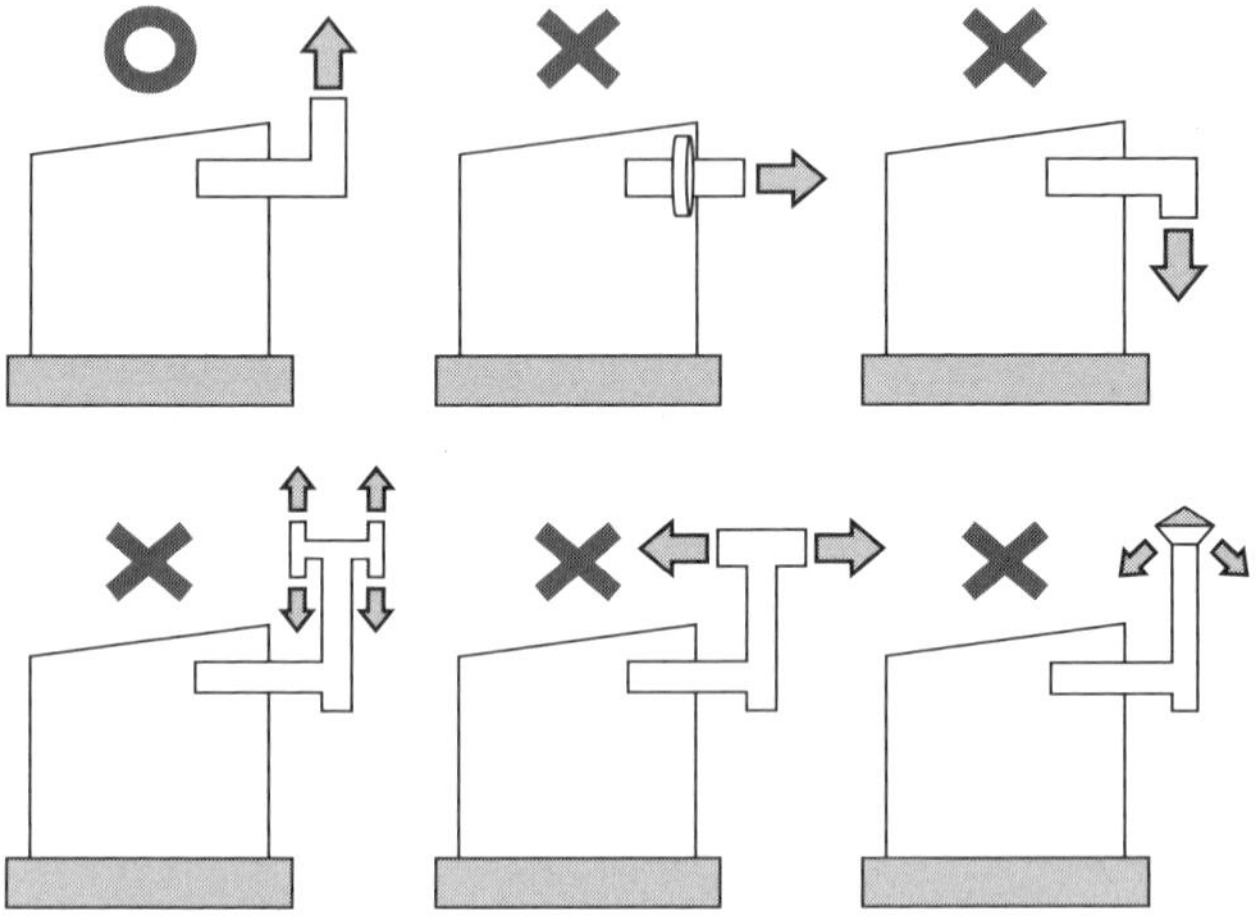

図 37　臭気排出口の向きと悪臭対策上の効果

　これらの中で、悪臭対策としては、一般的には上向きが最も適しており、他のタイプは必ずしも適当とはいえない。上向き以外のタイプは、臭気が上空に高く舞い上がること、すなわち高い希釈効果を妨げているからである。しかし、現実には、上向き以外の排出口が意外と多い。上向きにすると雨が排気口内に入ってしまうのではないかと心配する人も多いが、雨対策は簡単に解決できる（文献42）。排気口の向きを上向きに変更しただけで、悪臭問題が解決された事例も多い。この対策は費用があまりかからないメリットがある。

　そのため、有害ガス対策と異なり、悪臭対策としては煙突を高くする対策は、非常に有効である。脱臭装置を導入する場合と比較して、日常のメンテナンスがほとんどいらないこと、またランニングコストもかからないことなどから、特に中小の事業所においては、まず最初に検討すべき対策である。

　室内のにおい対策でも同じである。室内の場合は工場とは異なり、煙突を高くする方法ではなく、「換気」が重要になってくる。換気をよくし、空気を入れ換えることにより、悪臭対策を検討することも非常に重要である。室内における臭気が問題になる場合は、まず室内の空気を入れ換えること。それだけで自然に臭気が低減することが期待できる。ほとんど経費のかからない対策であるが、効果は大きい。

6-3 におい物質を吸着して除く（吸着脱臭法）

においとは、特有のにおいを持つ化合物の集まりであることは、すでに述べたが、このにおいを持つ化合物を活性炭などの吸着剤の表面に吸着し、除去する方法も広く使われている。専門的には吸着脱臭法という。吸着剤としてはいくつかのものが使われているが、最も代表的なものは活性炭である。この他、ゼオライトなども使われる。活性炭は椰子殻や石炭を高温で処理して作られる。活性炭の形状は粒状の他、繊維状、粉末状などがある。活性炭はたった1グラムで1000m^2程度の表面積を持っている。この面積はテニスコートにも匹敵する程度であり、その広い表面積でにおい分子を吸着してしまう。

最近はあまり見かけなくなったが、昔は冷蔵庫には必ずこの活性炭の入った脱臭剤を入れていたものである。特に、冷蔵部と冷凍部が一体型のワンドアタイプの場合は、氷に庫内のにおいが付き、氷が美味しくなかった。これを避けるため、庫内に吸着剤を入れたのである。現在の冷蔵庫では吸着剤も使われているが、冷蔵庫自身に触媒法、プラズマ法などの脱臭機能が付いているものが多い。

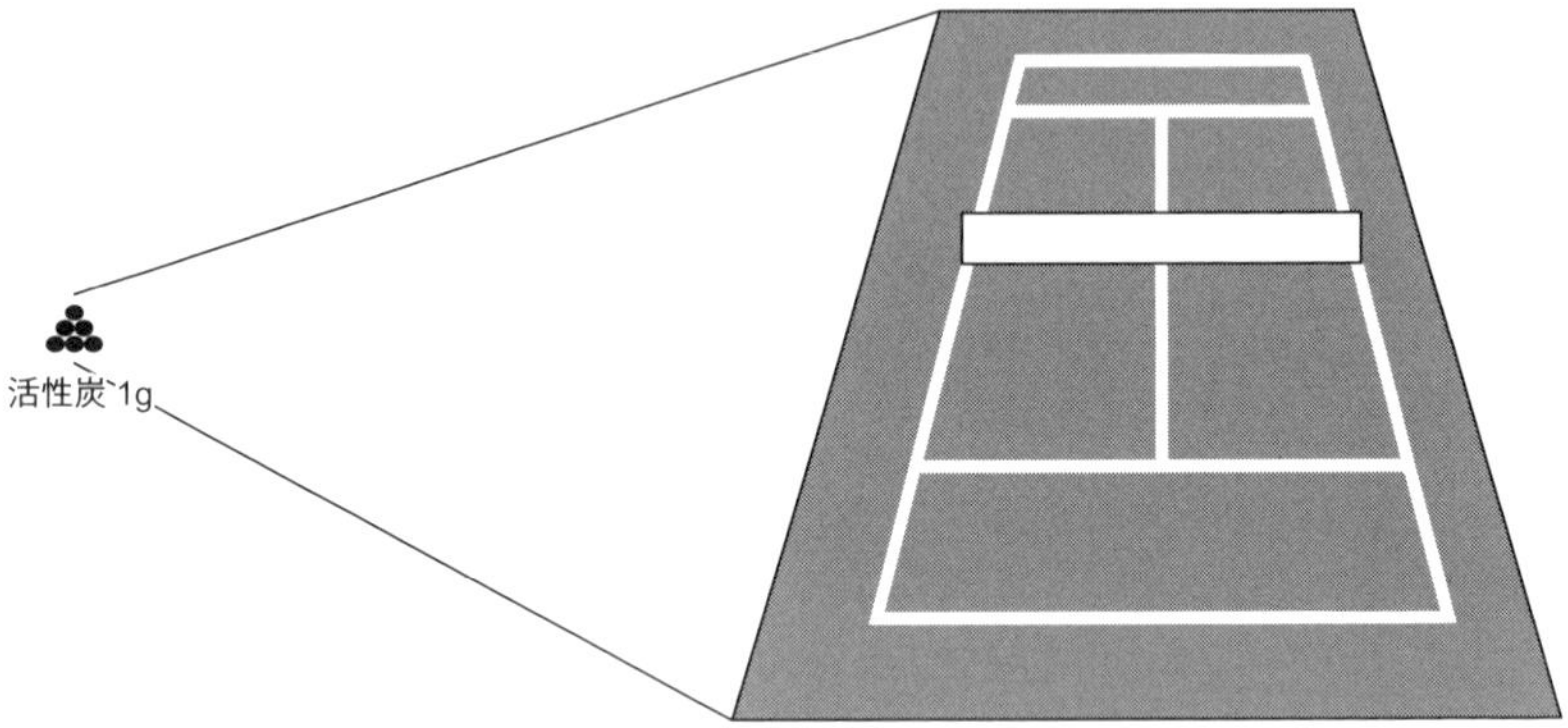

図 38　活性炭 1g とテニスコートと同じ表面積

また、一般の家庭で使われている空気清浄機などにもこの活性炭が広く使われている。粉じんなどを捕集するフィルター以外に、活性炭のフィルターにより脱臭機能を有しているものもある。

活性炭は、多くのにおい物質を吸着除去してくれる有用な吸着剤ではあるが、欠点としては、吸着するにおい物質の量には限界があるということである。すなわち、ある一定の量のにおい物質が吸着すると、それ以上のにおい物質は吸着しない。そのため、飽和した場合は、交換する必要がある。におい物質が吸着した活性炭は、熱を加えたり、減圧することにより、におい物質を活性炭から脱着させ、再生させることができる。私は学生の頃、家庭で冷蔵庫用の使い切った脱臭剤キムコを再利用するため、容器を壊し、活性炭を取り出してフライパンに入れ、ガスレンジで加熱したことがある。そのとき加熱された活性炭からにおいが飛び出し、非常に強烈であったことを今でも覚えている。一般の家庭で活性炭を再生することは結構難しい。

工場においても、この吸着脱臭法は広く使われている。比較的低濃度で風量の大きい場合に適している。印刷工場、下水処理場等で広く使われている。工場で活性炭を使って脱臭する場合には、飽和しきった活性炭は、新しい物と交換するか、スチームなど熱を加えて悪臭成分を脱着除去して再生する方法とがある。出版グラビア印刷においては、数m^3の活性炭槽を複数持ち、一定時間で、吸着、脱着を切り換えて吸着した溶剤を回収している工場もある。

活性炭ほどの表面積はないが、備長炭などの木炭、竹炭、使い終わって乾燥したコーヒー豆も広い表面積を持っており、悪臭対策として効果のあることは確かである。部屋の片隅に置いておくのも、悪臭対策としては効果がある。

６-４　臭気を燃やしてにおい物質を分解する（燃焼脱臭法）

悪臭の原因物質であるにおい化合物を７５０℃以上の高温で燃やすと、におい化合物は分解され、においの少ない物質に変化することがわかっている。このように高温でにおい物質を分解脱臭する方法を燃焼脱臭法という。例えばシンナーのにおいがするトルエン（$C_6H_5CH_3$）は燃やされると、次のように反応する。

$$C_6H_5CH_3 + 9O_2 = 7CO_2 + 4H_2O$$

トルエン　酸素　炭酸ガス　水

すなわち、トルエンが高温で燃えることにより、においのない炭酸ガスと水に変化する。悪臭成分を高温にする方法は、電気ヒーターを用いたり、灯油やガスなどの化石燃料を燃やしたりする方法が

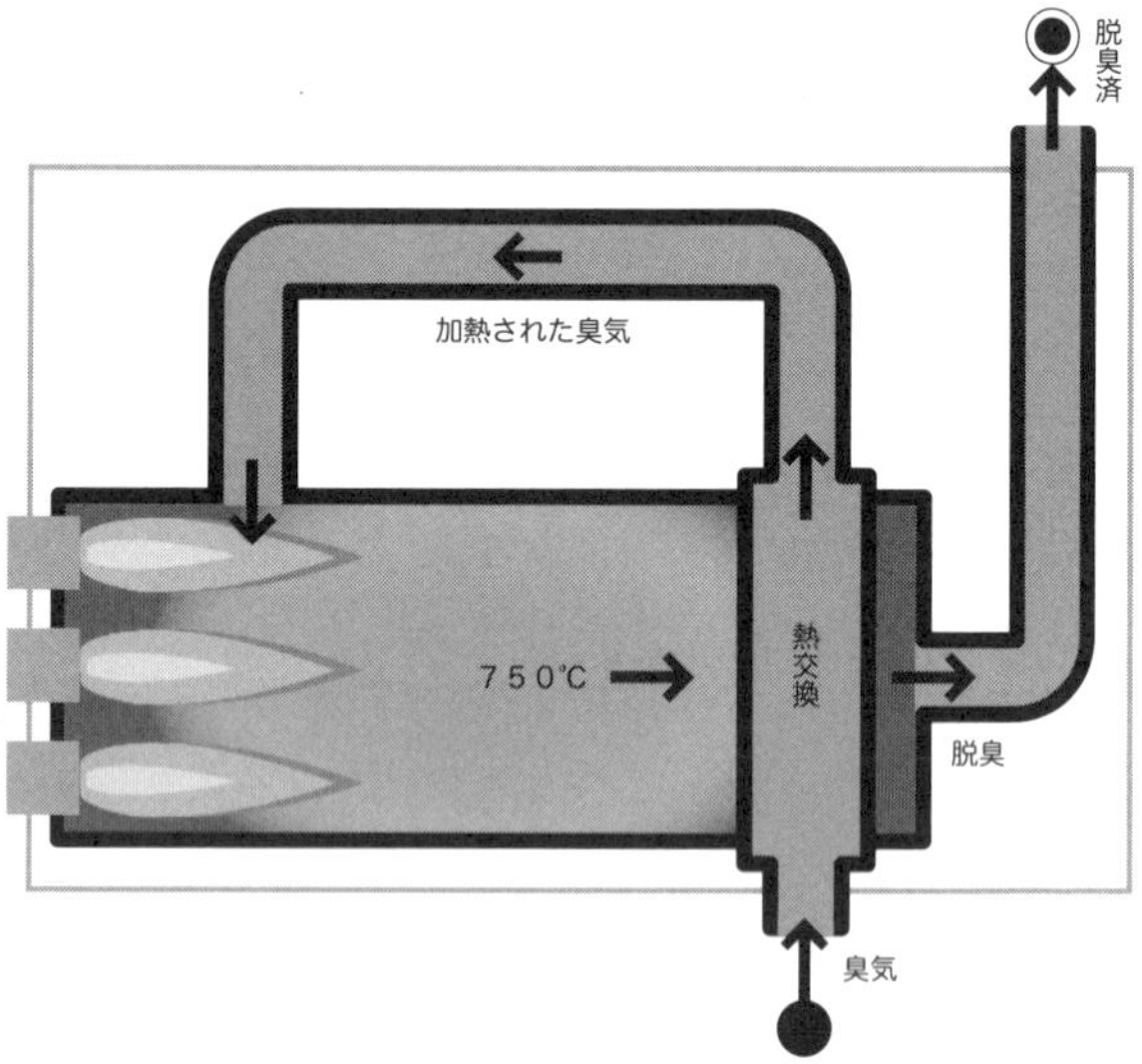

図 39　燃焼脱臭法の一例

使われる。

　このようににおい成分を高温で燃焼分解し、脱臭する方法はあらゆるにおいに対応できるため、非常に有効な脱臭対策である。しかし、ランニングコストを含め、経費がかかることから、既設のボイラーや焼却炉の助燃空気として、臭気を用いる場合もある。

　近代的な清掃工場の周辺では、ほとんどにおいはしないが、ゴミのにおいをこの燃焼脱臭法によって除去している。すなわち、清掃車から運び込まれたゴミを蓄えておくゴミピット内は非常にくさいにおいがするが、この悪臭が外に漏れないように強制的にゴミピット内の臭気を吸引し、焼却炉内の助燃空気として燃焼分解している。すなわち、吸引されたゴミピット内の悪臭は高温の焼却炉内で、におい成分が分解され脱臭されている。

　臭気成分を分解させるために、750℃以上の高温にすることは大きなエネルギーを要するので、350℃程度の比較的低い温度で、触媒を利用し、脱臭する方法も広く使われている。この方法は触媒酸化法とか触媒燃焼法といわれている。

一般的にこの燃焼脱臭法は、塗装工場や印刷工場などの悪臭対策として広く使われている。一般家庭では石油ストーブの着火時及び消火時の臭気対策としてこの触媒酸化法を採用しているストーブも市販されている。

6-5　液体ににおい物質を吸収させる（湿式洗浄法）

次に記載する方法は、におい物質を水ないしは薬液に吸収させ悪臭を除去する方法である。湿式洗浄法とか薬液洗浄法などと呼ばれている。液体に対する気体の溶解性を利用し、臭気成分を液体に吸収させ、脱臭する。悪臭物質として有名なアンモニアなどは、水に溶けやすいので、容易に水に吸収され除去される。

水だけでなく酸、アルカリ、酸化剤などの薬液を加え、使用する場合もある。酸性のにおい物質には、吸収液の中にアルカリ剤を入れ、脱臭効率を高める。また、し尿処理場などのにおいには、次亜塩素酸ソーダなどの酸化剤を薬液として使用しているものもある。

この方法は水溶性の臭気ガスには適しているが、比較的水に溶けにくいトルエン、キシレンなどの臭気ガスにはあまり適していない。また、実際に現場で設置されている湿式洗浄装置の脱臭効率は、90％以下のデータが多く、あまり高い脱臭効率は望めない。しかし、同時に粉じんも一部除去できることから、他の脱臭方法の前処理として採用される場合もある。

臭気を含むガスと液体との接触方法には各種の方法がある。表面積の大きな充填物を塔内に詰めた充填搭方式（図40参照）、ガス中に微細な液を噴霧するスプレー搭方式（図41参照）、その他サイクロンスクラバー方式、漏れ棚方式、流動層スクラバーなど気液の接触方法の違いにより各種の方式がある。

6-6　温度を下げ、においを凝縮して除去する（凝縮法）

次の悪臭対策は、臭気の温度を下げ、気体であるにおい成分を凝縮させて、液体として回収（除去）する方法である。そのためこの方法は凝縮法と呼ばれている。悪臭成分がトルエンなどの溶剤の場合、

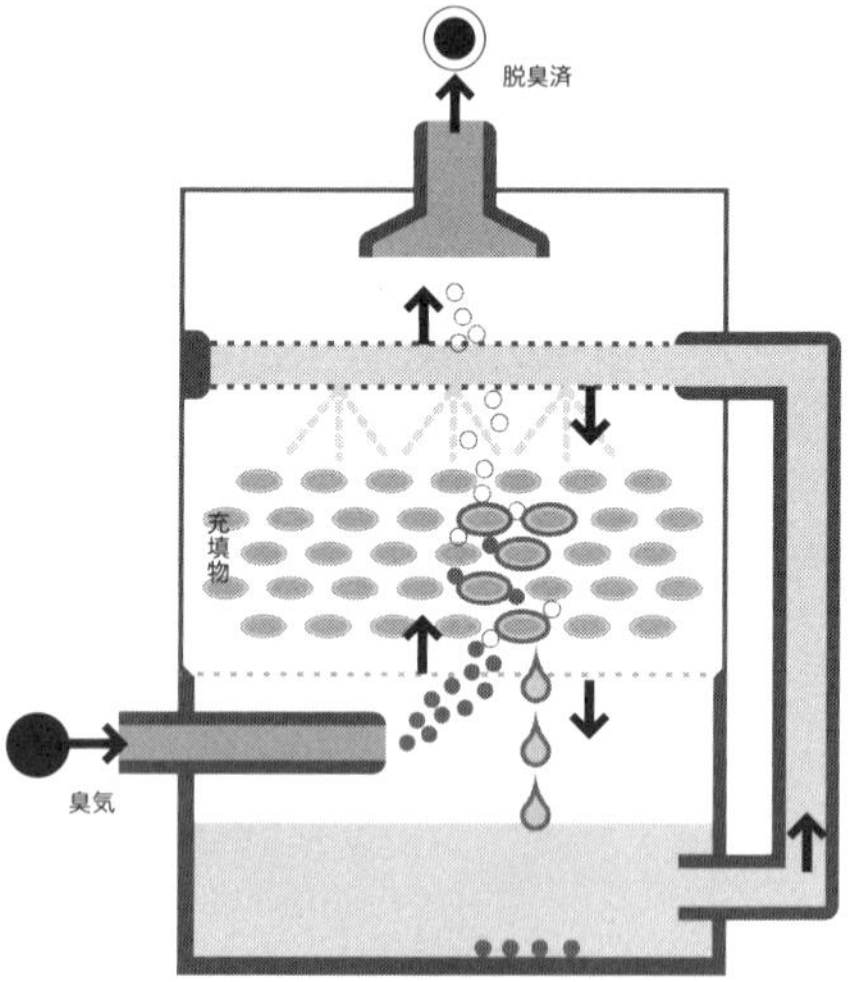

図40　充填搭方式

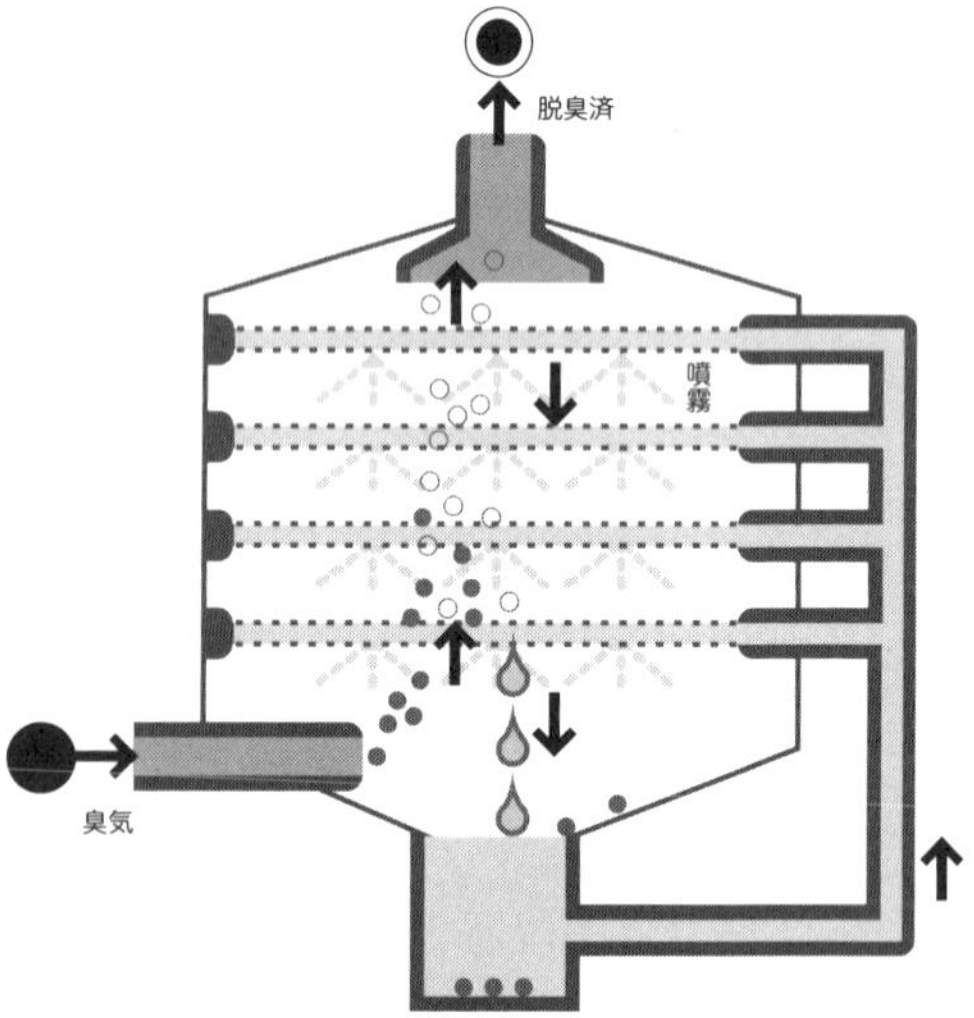

図41　スプレー搭方式

凝縮法は燃焼系の処理方法と比較して、溶剤が回収できるメリットが大きい。溶剤のコストが高い場合には、数年で処理装置のイニシャルコストが取り戻せる可能性もある。経済的にもメリットが検討できる有用な方法である。この方法は、におい成分が高濃度の場合にのみ有効である。におい成分が低濃度の場合には活性炭などに一度吸着し、濃縮した後に用いる場合もある。

一般的には有機溶剤など炭化水素関係で設置事例が多い。ドライクリーニング店においては、洗濯した衣類を熱風で乾燥する乾燥機を持っているが、この乾燥機からの排気ガスは高濃度の溶剤が含まれており、非常にくさい。この排気ガスの温度を下げ、凝縮させることにより溶剤を回収する装置が一部のクリーニング店で使われている。最近では、溶剤回収率が90％以上の非常に高い回収能力を持つ乾燥機も市販されており、価格的にも2、3年でイニシャルコストを十分回収できることから、新規に導入する場合ないしは買い換える場合には、回収機能付き乾燥機を導入するケースも多くなってきた。

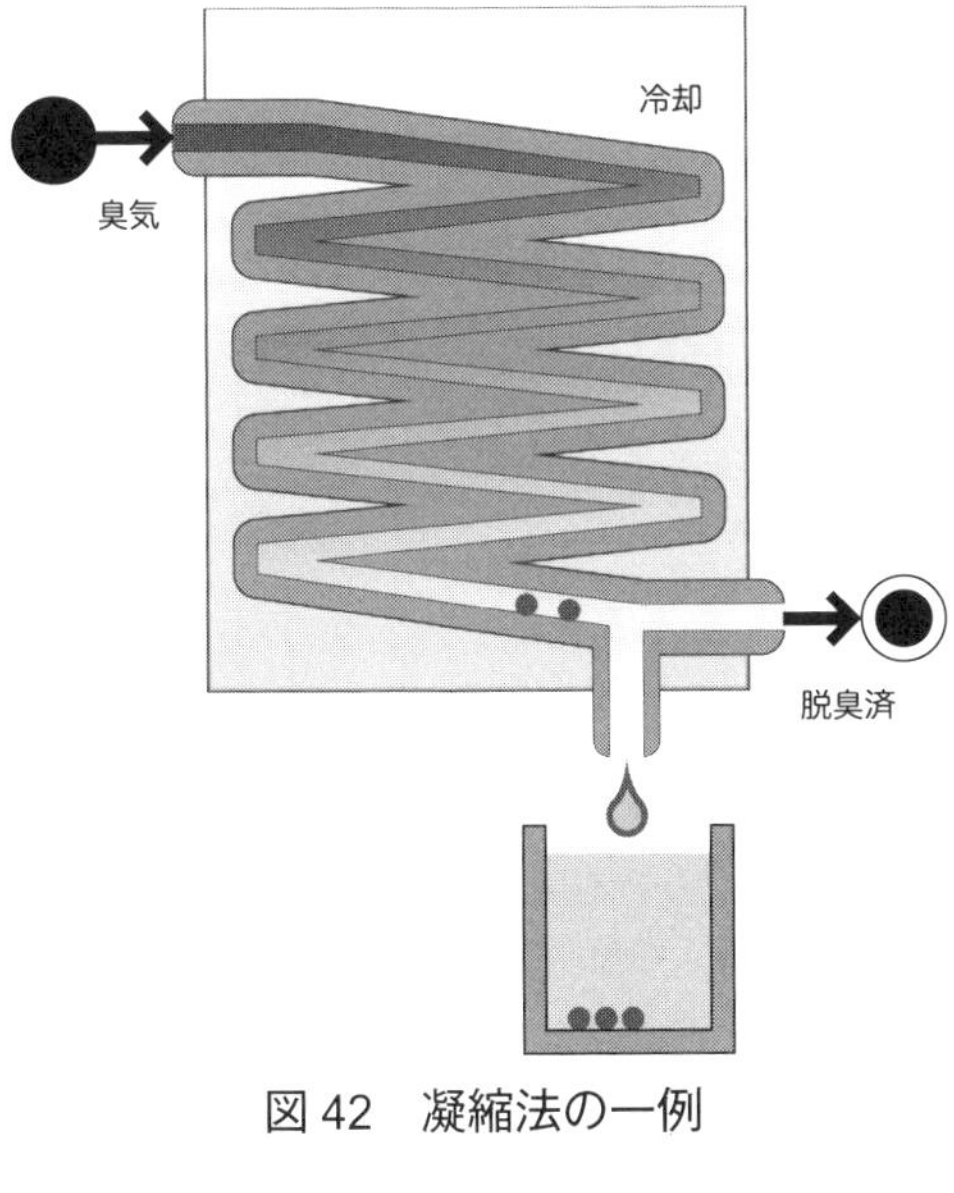

図42　凝縮法の一例

6-7 微生物を利用して、におい成分を分解する（生物脱臭法）

バクテリアなどの微生物には、におい物質を栄養源としているものもいる。この特徴を利用し、におい物質を微生物に分解して脱臭する方法を生物脱臭法という。どこにでもある土壌には、これらの微生物が大量に存在している。

土壌を用いてどのように脱臭するかというと、例えば図43に示すように、地下1m程度の所に臭気を排出する配管を引き、その配管の上に砂利などを敷き、その上50cm程度に黒土などで層を作る。臭気はその配管を通り、砂利層を経て、黒土層に送られる。送られた臭気は厚さ30cm～1mの土壌層を通過して大気中に放出される。臭気は土壌中を通過する際に、土壌中の微生物により分解される。この方法は生物脱臭法の中でも土壌脱臭法といわれる。土壌としては、黒ぼく土などが広く使われているが、微生物の数が多いコンポスト土壌や通気性に優れたピートなども使われている。

この方法は日本においては20数年前から下水処理場、化製場などで使われ始めた。当時、スウェーデンで私が見学した施設は非

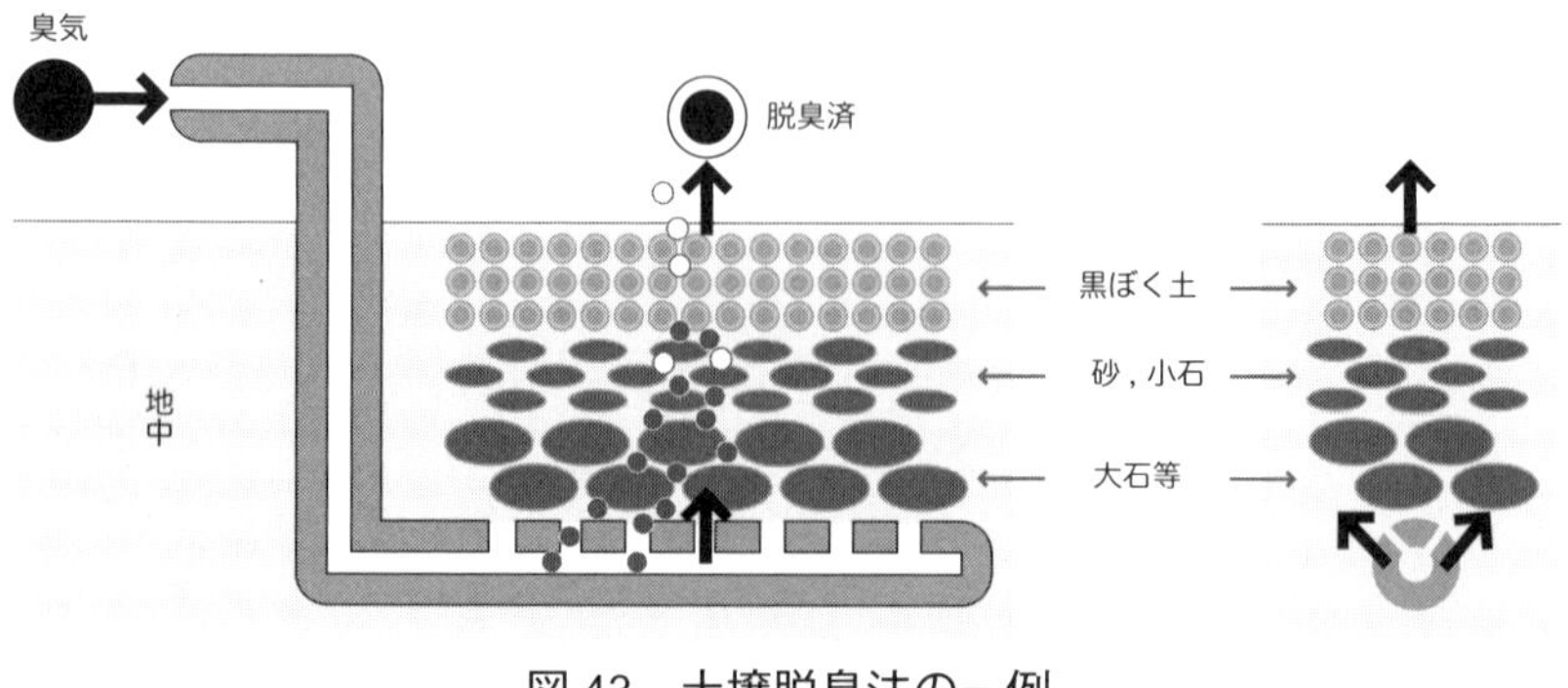

図43　土壌脱臭法の一例

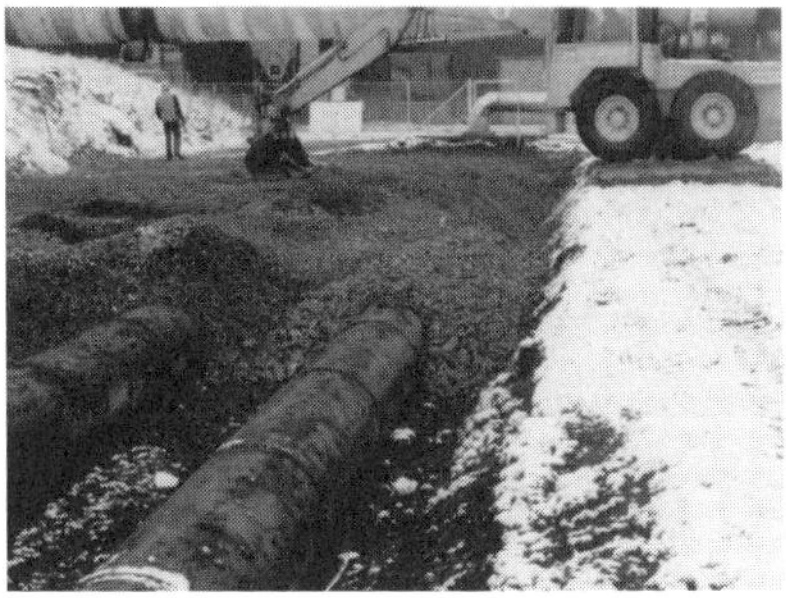

図44　スウェーデンにおける土壌脱臭法の一例

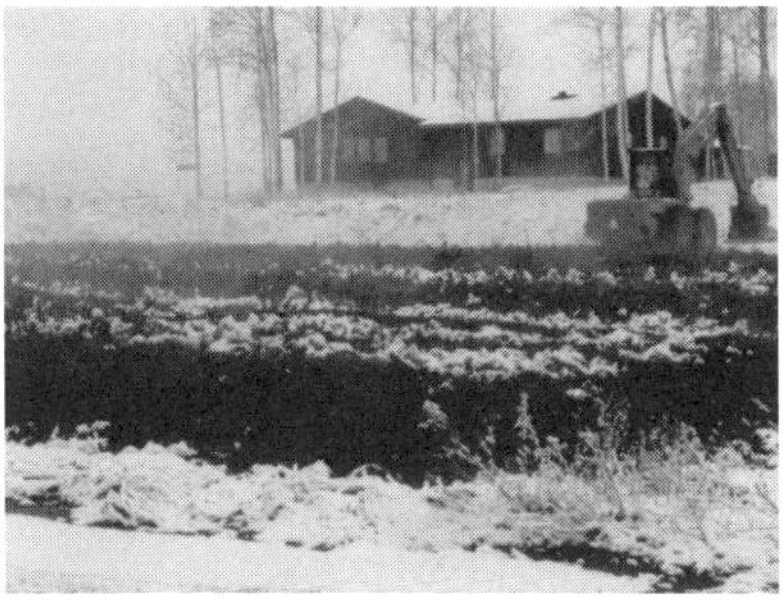

図45　スウェーデンにおける土壌脱臭法の上部

常に印象的で、生ゴミをコンポスト化する工場の排ガスを土壌脱臭で処理していた。当時真冬であったが、土壌脱臭のガスが流れている土壌だけが、あまり雪がかぶっておらず、植物が活き活きとして育っていたのを思い出す。図44、図45にスウェーデンにおける土壌脱臭の写真を示す。

以上の方法は土壌中の微生物を用いる方法であるが、最近では小さなセラミックスやプラスチックなどの担体（大きさは数mm〜2cm）の表面に微生物を付着させ、それらを充填した塔の中に臭気を通し、脱臭する方法も広く普及している。また、微生物を多く含んでいる活性汚泥の液体を臭気ガスに接触させる方法もある。

森の中など自然界の中で、イノシシなどの生物が亡くなっても、腐敗臭が長く残らないのは、土壌中など自然界にいる微生物の影響ともいわれている。自然界に存在する微生物を利用したこの生物脱臭法はランニングコストが非常に安く、有効な方法である。この方法の問題点としては、脱臭効率がそれほどは高くないこと、設置スペースが比較的広く必要なことなどが挙げられる。この生物脱臭法は、畜産関係、下水処理場などで設置事例が見られる。

６-８　消・脱臭剤を用いる（消・脱臭剤法）

　工場でも、また一般家庭でも近年、消・脱臭剤が広く使われている。毎年多くの種類が市販されており、どの家庭でもひとつや２つの消・脱臭剤を見つけることができる。消・脱臭剤の中には活性炭などの吸着脱臭法や生物脱臭法を用いているものもある。消・脱臭剤の中身を調べると、においそのものを低減するものもあるが、快いかおりにより悪臭を覆い隠してしまう効果を狙ったものも多い。この効果をマスキング効果という。消・脱臭剤には、細かくは芳香剤、消臭剤、脱臭剤などの呼び名があるが、芳香消臭脱臭剤協議会では、２００５（平成17）年に以下のように用語を定義している。

芳香剤：空間に芳香を付与するもの。
消臭剤：臭気を化学的、生物的作用等で除去又は緩和するもの。
脱臭剤：臭気を物理的作用等で除去又は緩和するもの。
防臭剤：他の物質を添加して臭気の発生や発散を防ぐもの。

　比較的経済的にも負担が少なく、簡便であることから一般家庭における悪臭対策として、広く用いられている。特に、トイレ、生ゴミ臭、タバコ臭対策をはじめとして、ペット臭、在宅看護に伴う臭気対策など、幅広く使用されている。
　消・脱臭剤を用いる場合には、使い方にも十分注意を払う必要がある。たんにマスキング効果を狙ったものであればかまわないが、尿臭などのアンモニア系のにおいには酸系の薬液が有効である。逆に糞臭などの酸系のにおいには、重曹などアルカリ系の薬液が適している。さらに、風呂場や洗面所などバクテリアやカビが原因の臭気には、アルコールや酸化剤が有効である。

工場においても、使用例は少なくはない。清掃工場、下水処理場、し尿処理場などで使われている。不快臭を多少少なくする効果は十分に期待できる場合もある。消・脱臭剤はできるだけ薄い濃度で使用するのが重要で、あまり濃すぎると、かえって消・脱臭剤のにおいが問題となるケースもある。

6-9 悪臭対策を検討する際の注意

悪臭対策というと、すぐに脱臭装置の導入を考える工場担当者が多いが、この考えは必ずしも正しくはない。私は今までに多くの工場の悪臭対策に関わってきたが、高価な脱臭装置を導入しないでも、悪臭問題を解決できたケースも多い。悪臭対策イコール脱臭装置の導入という考え方は捨てるべきである。この考え方は、工場の悪臭問題に限らず、家庭内の悪臭問題にも当てはまる。家庭でも、においの問題が出ると、すぐに消臭剤を購入し、シュー、シューと噴霧するのが適切な解決策かどうかは疑問である。

私は、脱臭装置の導入が間違った対策といっているのではない。経費の比較的かからない基本的な対策を検討した後に、最終的に脱臭装置の導入が必要な場合には、当然、脱臭装置の導入は必要になる。

また、悪臭対策を検討する場合、その悪臭の主要な原因物質を調べておくことも重要なことである。

数十、数百の成分が含まれている臭気の成分の中でも、その悪臭のにおいに寄与している割合は異なるはずである。悪臭対策を検討する場合、臭気の主要な原因物質を検討しておくことは、対策を検討する際に有効である。例えば印刷工場、塗装工場などでトルエン、キシレンなどの悪臭が問題になる場合には、活性炭を用いる吸着脱臭法は有効であるが、湿式洗浄法は不適当である。トルエン、キシレンは活性炭には吸着しやすいが、水には溶けにくいからである。このようにその臭気の主要な原因となる成分が何であるかを調べておくことが悪臭対策としては重要である。

悪臭成分の中から、特に主要な原因となっている物質を見つける方法には、具体的には閾希釈倍数《いききしゃくばいすう》を算出する方法などがあるが、詳しくは文献24を参照して欲しい。

第６章　悪臭対策

コラム6　OER（臭気排出強度）

煙突から排出される臭気の総排出量を表す指標である。臭気濃度は濃度を表すので、これに排ガス量を乗じたものがOER（臭気排出強度）になる。すなわち

OER＝臭気濃度×排ガス量（m^3／分）

工場における各臭気排出口のOERを加算したものをTOERと呼び、この値の大きさで、工場周辺への臭気の影響程度が経験的に推定できるといわれている。

例えば、臭気濃度が1000（臭気指数30）で排ガス量が100 m^3／分の場合はOERは10^5となり、この場合は、周辺にわずかな悪臭影響を及ぼす可能性がある。

この経験則は、煙突の高さが配慮されておらず、大まかな推定を行うときに使われる。

TOER	悪臭公害の起こり具合	最大臭気到達距離	苦情範囲
10^4 以下	通常は起こらない		
10^5 ～ 10^6	小規模の影響あり	1 ～ 2km	500m 以内
10^7 ～ 10^8	小・中規模の影響あり	2 ～ 4km	1km 以内
10^9 ～ 10^{10}	大規模の影響あり	10km 以内	2 ～ 3km
10^{11} ～ 10^{12}	稀なほど最大の発生源	数 10km	4 ～ 6km

第7章　最近のにおい問題

7-1　学校におけるにおい教育の必要性

人間の身体から発生するものとして、糞便臭やおならがある。ある小学校でトイレで大便をしてきた生徒が、教室に戻ってきて、トイレで会った同級生などに「おまえ臭いぞ、臭いぞ」といじめられたという。においの問題を通してのいわゆるいじめである。この問題に悩んだ学校では、その後トイレの小便器をなくして、すべて個室の大便器に替えたという話を聞いた。そうすれば、学校側は誰も大、小の区別がつかないということで解決できると思ったのかもしれないが、どこかすっきりしない気がするのは私だけだろうか。

似たようなケースではあるが、私の息子が中学生のとき、教室である女の子がおならをした。周りの生徒は大勢でその生徒を「おならをしたぞ。おならをしたぞ。」とからかったらしい。すると、その女の子は「おならがなにさ!!」と大きな声で反論したということである。息子も感心して家で話したのだろうと思うが、私もその話を息子から聞いて、その女の子の勇気と当然の反論に喝采したい気持ちであった。

もちろん、時、場所を顧みず、おならをすることはマナーの問題としてもどうかと思うが、人間おならをしない人はいないのだし、我慢していても出てしまうことはあるのである。

学校においては、においの問題が上記のように、「いじめ」に繋がることもある。学校教育の中では、総合学習の中で五感の重要性を教えている学校もあるようであるが、においの問題についてはほとんど含まれてはいないのが現実である。人間にとって最も重要な五感のひとつであるにおいの問題を教育の現場において、とりあげる必要があるのではないだろうか。最近のテレビコマーシャルを見ていると、あまりにも「無臭」が強調されているような気がする。においのあること自身が何か問題であるかのように、多くの人びとに捉えられてしまう。特に小中学校においては、においに関する教育を実施すべきではないだろうか。

実際に小中学校でにおい教育を行う場合、どのような授業内容を検討したらよいのであろうか。今まで行われてこなかったために難しい問題であり、先生方を悩ませてしまうかもしれないが、現在考えられる内容としては、においを感じるメカニズム、においを感じる重要性、においで感じる季節感、自然界にあるにおい、本物のにおいと偽物のにおい、などが考えられる。このように、いろいろなカリキュラムは検討できるが、まずいろいろなにおいを嗅いでみることが重要ではないだろうか。社団法人におい・かおり環境協会では技術委員会の中に「におい教育部会」を設け、におい教育の進め方などを検討している。

今後、においに関するいじめの問題を解決していく意味からも、いわゆる「におい教育」を小中学校において、授業の中に取り込んでいく必要があるように思う。

7-2　食品包装材への移り香の問題

最近、食品の異臭問題が大きな社会問題になってきた。最初は消費者が商品のにおいが通常と違うと気がつくことから始まることが多い。食品の異臭の問題には、食品自身が腐敗などして異臭を発散する場合、食品包装材の印刷など包装材自身が異臭の原因となる場合、包装材を通して外部のにおいが入り込み問題となる場合などが考えられる。

２００８（平成20）年10月に、ある食品会社は販売しているミネラルウォーターの商品の一部に、ペンキ臭が付着していることが明らかになったため、対象商品57万本を自主回収すると発表した。輸送中にコンテナ内のペンキのにおいが商品であるミネラルウォーターに付着したのが原因らしい。プラスチックの容器でも液体は漏れなくても、においを通過させるものもある。

また、同じく同年10月にある食品会社の東京工場において製造されたウインナーソーセージから異臭問題が発生した。消費者から異臭がするとの苦情を受け、同社は回収した商品から有害物質のトルエンを検出した。原因は包装材のラミネートフィルムの製造中に使用した接着剤にトルエンが含まれ、そのにおいが混入したらしい。この場合は包装材の製造過程におけるトラブルであったが、原因の解明が比較的早かったため、大きな問題にはならなかった。しかし、このようなケースはまれであり、原因解明に時間がかかってしまうことのほうが多い。

さらに、同年にはカップ麺に異臭が感じられ、行政が調べたところ、パラジクロロベンゼンが検出されたというニュースが報道された。このように近年食品と異臭との関係の報道が頻繁に流されている。食品の製造中、搬送中ないしは保管中におけるにおいの問題は、会社の存続にも影響するほどの大きな問題になる可能性もある。特に近年においては、包装容器、搬送するコンテナの臭気対策が重要な課題になっている。

食品の容器及び包装材は、プラスチックなどの材料で作られることが多いが、プラスチック自身に大なり小なりにおいはある。また包装材の接着、印刷においても、必ずにおいを伴う。また、搬送中においては、車内ないしはコンテナ内はにおいがあるし、また、前回配送したときの別のにおいが残っている場合もある。そのため輸送業者においては、搬送中に商品ににおいが付かないトラックないしはコンテナの構造を検討する必要が求められている。また、においが付いてしまったコンテナの脱臭対策も重要になっている。

このような問題を解決するため、日通はにおいが付着しづらいコンテナ貨車を開発した。従来の貨車は金属製で密閉型であったため、特に夏場はコンテナ内の温度が上昇し、運ぶ商品によっては、におい的には必ずしも適してはいなかった。

新しいコンテナはコンテナ内の空気の入れ替えが自然に行われる。換気口だけでなく、ソーラーパネルによる換気機能により、積極的にコンテナ内の空気の置換を図っている。これにより、夏場でもコンテナ内の温度の上昇は避けることができるし、コンテナ内のにおいも外部に排出され、移り香の問題も避けることができる。

このように、日通が取り組んできた対策は、今後他の輸送手段にも影響を及ぼすものと考えられる。食品のにおいの問題が社会で大きな問題になり始めた今日、移り香の大きな原因となっている輸送を担う部門からの積極的なにおい対策の取り組みは重要であり、他の部門にも波及していくことを期待したい。

このように、通常のにおいと多少異なる異臭の確認は、一部におい識別装置などの分析機器で実施できる可能性もあるが、多くの場合、人間の鼻に頼らなくてはならないのが現状である。食品を扱う事業所においては、製品管理の中でにおいに関するチェックシステムを作り上げていく必要があるように思える。

7-3　増えてきた自臭症患者

私たちの身の回りでは、何かにおいがあることがいけないような状況が作られている。そのためか、自分自身の体臭や口臭を特に気にする人が近年増加している。全国の歯科や耳鼻咽喉科の病院に、自分自身の口臭に悩む患者が増えているという。口臭に悩む患者の中で半数以上の人の口臭は、医者がそのにおいを嗅いでも、問題ないレベルであるといわれている。このように他人にはほとんどにおいを感じないのに、自分だけ自分の口臭が気になる人を「自臭症」という。あまり気にしすぎると、問題ない程度でも、自分の口臭が気になってしまう。

この問題は、においに関する環境問題というよりは、どちらかというとにおいに関わる社会問題といえるかもしれないが、私たちの身の回りの問題として重要である。自臭症の人は、人と話をするのが怖くなり、あまり人と接触したがらなくなってしまう。更に進むと、外出も少なくなって部屋に閉じこもることになる。

現在このような自臭症の患者さんが多くなったこともあり、歯科及び耳鼻咽喉科のお医者さんが中心になって、2006（平成18）年に口鼻臭臨床研究会が作られ、それらの自臭症対策にも取り組んでいる。2009（平成21）年には名称を日本口臭医学会に変更した。もちろんこの学会においては自臭症の問題だけでなく実際に医学的に問題となる口鼻臭の対策について主体的に取り組んでいる。私はこの研究会において、においの測定及び評価の領域でお手伝いをしている。現在、各種の口臭測定器が市販され、多くの医院などで使われているが、これらの口臭測定器は有効な働きはしているものの、必ずしも信頼できるものばかりではない。今後十分に信頼できる口臭測定器の開発に微力ながら力を注いでいきたいと思っている。

このように、問題になるレベルではないのに自分の口臭に悩んでいる自臭症の人が近年増え続けていることは、現代社会のひとつの問題といえるかもしれない。その原因のひとつに、口臭の測定が難しいということが挙げられる。今後、より優れた口臭測定器の開発が望まれる。自臭症の人が近年増加したもうひとつの原因は、近年のテレビコマーシャルなども考えられる。あまりにも「無臭」、「無臭」がうたわれて過ぎてはいないだろうか。

7-4 タバコのにおい

最近、JR東日本では新幹線、特急などの車内ではほとんどタバコを吸うことはできない。車内だけでなく公共の場においてはほとんどで禁煙マークが貼られている。タバコのみには肩身の狭い時代になってきた。確かに、人の健康にタバコは悪い影響を及ぼしていることは事実である。喫煙者は、肺ガンも慢性気管支炎も非喫煙者より有症率は高い。また、タバコは喫煙者だけでなく、周りでその副流煙を嗅ぐ人にも悪い影響を及ぼしていることも明らかになっている。この副流煙を中心とし

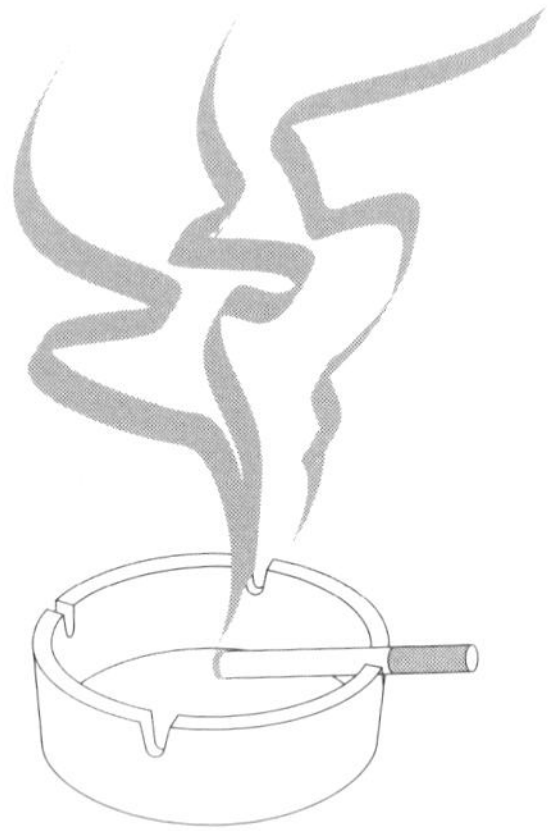

図46　タバコのにおい

た環境中のタバコ臭（環境中たばこ煙：Environmental Tobacco Smoke：ETS）は世界的にも大きな問題になってきている。

私は昔からタバコを吸わないが、タバコを「におい」という面から、もう少し客観的にみてみたいといつも思っていた。もちろん、健康リスクは無視できないし、極力低減すべきであり、現状が必ずしもよいと思っているわけではない。そのような状況の中でも、タバコのにおいを多少科学的に再検討してみたいのである。

タバコの煙については、健康影響に関しては多くの研究が発表され、ニコチンの含有量をはじめ多くのデータが発表されている。しかし、においという面からの報告はそれほど多くはない。今後、喫煙ルームの脱臭対策を講じる場合など、においという面からの基礎的な情報が必要になる。

私が簡易に推定したデータでは、マイルドセブンを１本吸うと、６畳一間の空気は臭気濃度１００近くになるという結果であった。しかし、まだデータは少なすぎ、他の種類のタバコではどうなのかなどまだまだ課題は残されている。

さらに、においに及ぼす影響は、タバコの煙のガスの部分だけなのか、極微細な粒子も影響しているのではないかなど、未解明の部分も多い。更に、熱を加えかおりを楽しむ薫香《くんこう》との関係、たばこのにおいの心理的な影響などについては、あまり検討はされていない。

また、タバコ臭の除去対策についても、フィルター方式、吸着方式、光触媒方式など各種の方式が試験され、製品化されている。しかし、脱臭効率など定量的な議論が少なく、また完成された脱臭方式は確立されておらず、課題は残されている。このように、タバコのにおいについては、まだまだ課題が多く、関係する各分野での研究がさらに進むことを期待したい。

7-5　におい同定能力の低下はアルツハイマー病の前兆

アメリカ、シカゴのラッシュ大学の研究チームは、においの同定能力が低下するのはアルツハイマー病の前兆かもしれないという研究成果を、2007(平成19)年医学会誌に発表した。ある程度の年配になり、においの同定能力が衰えてくる人はアルツハイマー病の危険性が高くなるというのである。調査は54歳以上の589人を対象に、12種類のにおい(タマネギ、レモン、シナモン、黒こしょう、チョコレート、バラ、バナナ、パイナップル、石けん、塗装シンナー、ガソリン、煙)を用いて行われ、その同定能力を調べたところ、同定能力の低い被験者はアルツハイマー病になる可能性が高くなったという報告である。また、においの同定能力はアルツハイマー病に関係するだけでなく、パーキンソン病にも関係しているのではないかともいわれている。

においの同定についての能力は、今まであまり注目されてこなかったが、今後多くの基礎データが集められてくると、においについて非常に重要な能力のひとつになる可能性がある。まさに視覚における色盲にも類似した能力といえる。色覚異常については、全色盲、全色弱、部分色盲、部分色弱に分類され、日本人についても多くのデータが取られ、実態が調査されているが、嗅覚についてはほとんどデータ自身も取られていない。今後、においの同定能力の検査方法が確立され、日本人の多くのデータが取られてくると、新しい知見が得られてくる可能性がある。

においの同定能力の検査方法については、各機関が試行錯誤的に検討している段階であるが、日本においては、産業総合研究所の斎藤幸子らが開発した「においスティック」が市販されている。「においスティック」も12種類のにおい（墨汁、材木、香水、メントール、みかん、カレー、家庭用のガス、ばら、ひのき、蒸れた靴下・汗臭い、コンデンスミルク、炒めたにんにく）を用いているが、先のラッシュ大学チームが用いたものとは多くの種類が異なっている。また、同研究所の小早川達らは「においスティック」と同じにおい質を用い、紙を開いてにおいが入れられたマイクロカプセルを壊し、においを嗅ぐ「オープン　エッセンス」を開発した。

今後日本においても、このにおいの同定能力を検査する方法を早急に確立し、多くのデータを集め、アルツハイマー病などとの関係を明らかにし、予防や治療に役立つようになることを期待したい。

7-6　においを楽しもう

嗅覚は本来人間が持っている五感の中の重要なひとつである。現代人はその嗅覚をあまり使わなくなったが、人間の重要な器官であることからも、もっと嗅覚を使っていくことが必要なのではないだろうか。私たちの身の回りの環境の状態を把握する意味からも、においを嗅ぐことは重要である。

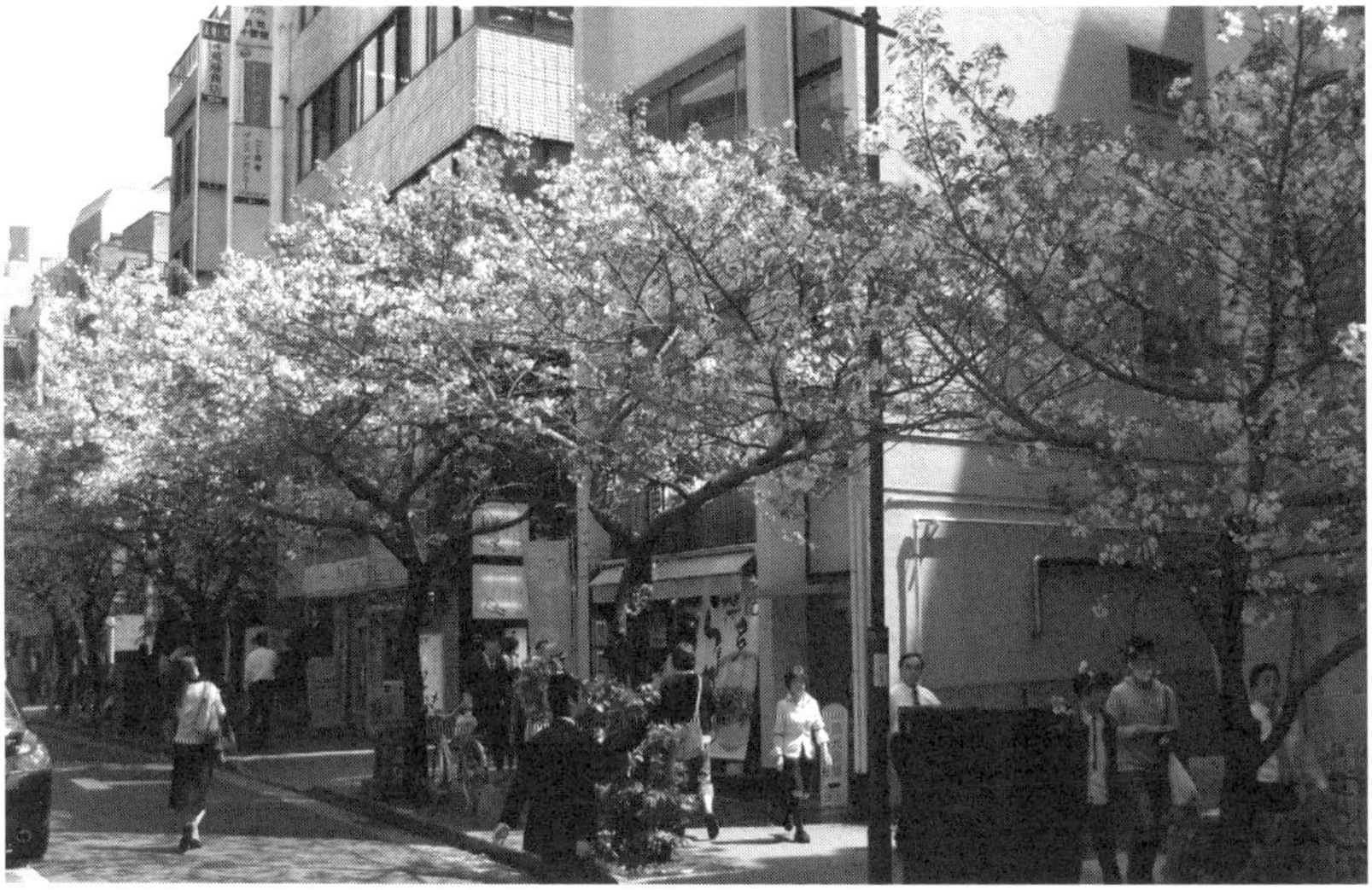

図 47　道灌通りのスルガダイニオイ

私たちの身の回りの環境には、新緑のかおり、花のかおり、果実のかおり、潮のかおりなどいろいろなにおいに取り囲まれている。また、食べ物にも、サンマを焼いたときのかおり、松茸のかおり、お茶のかおりなどかおりなくしては美味しさが半減してしまうものも多い。ビールも後鼻腔を通して感じるかおりがなくなっては、楽しみもなくなってしまう。

現代人は、自分の嗅覚を使う機会がだんだん少なくなってきつつある。このまま進んだら、いつかは人間の嗅覚は退化してしまうかもしれない。これからの時代、私たちは嗅覚を使って、自然のかおりをもっと楽しみたいものである。

参考までに、私が最近嗅いだ桜のかおりについて述べてみたい。桜の花の中でもソメイヨシノは全国的に広まっている実に美しい花ではあるが、残念ながら、においはほとんど感じられない。以前、桜のかおりの研究で有名な元小川香料の堀内哲嗣郎氏に、かおりの強い桜について聞いたことがあった。堀内氏は「身近なところでは御茶ノ水の駿河台下に植わっている『スルガダイニオイ』が咲いた頃に行ってみたらいいよ」と教えてくれた。スルガダイニオイは江戸時代に駿河台の武家屋敷に植えられていた桜のようで、戦後この地域の人たちが昔をしのんで植えたらしい。

スルガダイニオイは比較的遅咲きで、ソメイヨシノより、1~2週間遅く咲き始める。駿河台下の道灌通りに行ってみると、計17本のスルガダイニオイは満開の状況で、桜の下を歩くとうっすら桜餅のにおいがしてくる。食べる桜餅は葉がにおうが、スルガダイニオイは鼻を近づけると、葉はにおわず、花がにおっている。このにおいの主成分はクマリンといわれているが、クマリンは不正軽油の防止用に添加されている成分であり、実に面白い。

スルガダイニオイは皇居北の丸公園の吉田茂像のそばにも植えられており、そこでも独特のかおりを放っていた。私たちの身の回りに、珍しいかおりを嗅ぐことができる場所があることは、何かほっとする感じがする。

自然の中には、においがあり、それらのにおいを感じることによって、我々人間は生きているということを、もう一度振り返ってみることも必要なのではないだろうか

私自身、かおり風景100選の選考に関わったこともあり、この数年かおりを楽しむ目的で、100選に選考された場所など各地を訪ね歩いている。多くの地域では「かおり」を通して地域の活性化を図っており、心強い気持ちになった。

これからも「かおり」を通した街づくりが全国的に広がることを期待したい。

第７章　最近のにおい問題

コラム７　ネーサルレンジャー

アメリカのクロイックス社によって近年発売されている装置で、一般環境における臭気濃度の測定に用いられる。重さは１kg程度であり、比較的軽量のため、実際ににおいを測定したい現場において片手で持って用いる。

パネルがにおいを吸い込むと、先端の小径からにおいが内部に導かれる。同時に先端の両サイドにある活性炭により無臭化された空気により希釈される。

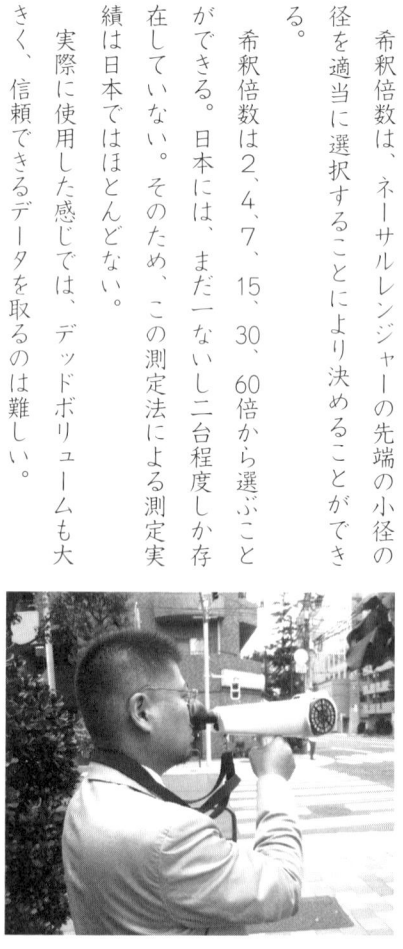

希釈倍数は、ネーサルレンジャーの先端の小径の径を適当に選択することにより決めることができる。

希釈倍数は2、4、7、15、30、60倍から選ぶことができる。日本には、まだ一ないし二台程度しか存在していない。そのため、この測定法による測定実績は日本ではほとんどない。

実際に使用した感じでは、デッドボリュームも大きく、信頼できるデータを取るのは難しい。

第8章　かおり環境の創造

8-1 かおり風景100選

環境という分野において、におい問題を考えてみると、すぐ悪臭対策が思い浮かぶのは当然かもしれない。過去40年に及ぶ環境行政をみてきても、工場・事業所からの悪臭の排出量をできるだけ低減し、近隣周辺の悪臭苦情をいかに低減していくかが、悪臭対策の大きな目標でもあった。これに対し、2001（平成13）年度に環境省によってにおい問題に対する新しい取組がなされた。「かおり風景100選」の選考事業だ。環境省では、近年増加している、都市・生活型公害化した悪臭問題を解決するため、かおり環境という新しい考え方を取り入れ、「身近にあるよいかおりを再発見し、かおりに気づくことを通して身の回りにあるさまざまなにおいを意識し、不快なにおいの改善に積極的に取り組む地域の活動」を促進していきたいとしている。すなわち、悪臭対策だけではなく、良好なかおりとその源となる自然や文化を保全・創出しようとする地域の取組みを支援することも、21世紀の環境対策の新しい方向性と位置づけているのである。

かおり風景100選には、全国から約600か所の応募があり、その中から100か所が選ばれた。この選考には、選考委員会が設けられ、各種のジャンルから岡島成行氏、川崎通昭氏、古賀良彦氏、佐藤友美子さん、高木美保さん、畑正高氏、道浦母都子《もとこ》さんと筆者が関わった。書類の審査だけでなく一部の地域には実際に足を運んだ。表9に選ばれた100か所の場所とその名称を掲載した。詳細は環境省のホームページなど（文献43・文献44）にも紹介されているので参照してほしい。

選ばれた100選の中には、北海道富良野のラベンダー畑、水戸偕楽園の梅林など、すでに以前か

表９　かおり風景100選に選ばれた場所（1 ／ 2）

	都道府県	市町村	名称
1	北海道	富良野市、上富良野町、中富良野町、南富良野町	ふらののラベンダー
2		北見市	北見のハッカとハーブ
3		登別市	登別地獄谷の湯けむり
4		釧路市	釧路の海霧（うみぎり）
5	青森県	尾上町	尾上サワラの生け垣
6		南部町	南部町長谷ぼたん園
7	岩手県	宮古市	浄土ヶ浜の潮のかおり
8		盛岡市	盛岡の南部煎べい
9	宮城県	一迫町	南くりこま一迫のゆり
10		牡鹿町	金華山の原生林と鹿
11	秋田県	能代市	風の松原
12		小坂町	小坂町明治百年通りのアカシア
13		大潟村	大潟菜の花ロード
14	山形県	羽黒町	羽黒山南谷の蘚苔と杉並木
15		大石田町	大石田町そばの里
16		村山市	東沢バラ公園
17	福島県	須賀川市	須賀川牡丹園の牡丹焚火
18		郡山市	郡山の高柴デコ屋敷
19	茨城県	水戸市	偕楽園の梅林
20	栃木県	今市市	今市竜蔵寺の藤と線香
21		日光市	日光霧降高原のニッコウキスゲ
22		那須町	那須八幡のツツジ
23	群馬県	草津町	草津温泉「湯畑」の湯けむり
24	埼玉県	川越市	川越の菓子屋横丁
25		草加市	草加せんべい醤油のかおり

	都道府県	市町村	名称
26	千葉県	天津小湊町	天津小湊町誕生寺の線香と磯風
27		山田町	山田町府馬の大クス
28	東京都	千代田区	神田古書店街
29		江東区	江東区新木場の貯木場
30	神奈川県	箱根町	箱根大涌谷硫黄のかおり
31		藤沢市	鵠沼、金木犀の住宅街
32	新潟県	豊栄市	福島潟の草いきれ
33	富山県	砺波市	砺波平野のチューリップ
34		宇奈月町	黒部峡谷の原生林
35		富山市	富山の和漢薬のかおり
36	石川県	輪島市	輪島の朝市
37	福井県	勝山市	白山神社境内菩提林の杉と蘚苔
38	山梨県	勝沼町、一宮町	勝沼・一宮のぶどう畑とワイン
39	長野県	上松町	赤沢自然休養林の木曽ヒノキ
40		松本市	松本大名町通りのシナノキ
41		飯田市	飯田りんご並木
42		諏訪市、下諏訪町	霧ヶ峰の高原と風
43	岐阜県	加子母村	加子母村の檜とササユリ
44		高山市	飛騨高山の朝市と古い町並
45		宮川村	種蔵棚田の雨上がりの石積
46	静岡県	豊田町	豊田香りの公園
47		牧之原地区、川根地区	牧之原・川根路のお茶
48		松崎町	松崎町桜葉の塩漬け
49		浜松市	浜松のうなぎ
50	愛知県	半田市	半田の酢と酒、蔵の町

表9　かおり風景100選に選ばれた場所（2／2）

	都道府県	市町村	名称
51	三重県	鳥羽市	答志島和具浦漁港の塩ワカメづくり
52		宮川村	大台ヶ原のブナの原生林
53		伊勢市	伊勢神宮参道千年の杜
54	滋賀県	大津市	比叡山延暦寺の杉と香
55		信楽町	古窯信楽の登り窯
56	京都府	京都市	祇園界隈のおしろいとびん付け油のかおり
57		宇治市	宇治平等院表参道茶のかおり
58		京都市	伏見の酒蔵
59		京都市	東西両本願寺仏具店界隈
60	大阪府	大阪市	法善寺の線香
61		大阪市	鶴橋駅周辺のにぎわい
62		東大阪市	枚岡神社の社叢
63	兵庫県	津名郡一宮町	一宮町の線香づくり
64		神戸市、西宮市	灘五郷の酒づくり
65		山崎町	山崎大歳神社の千年藤
66	奈良県	奈良市	ならの墨づくり
67		奈良市	なら燈花会のろうそく
68	和歌山県	高野町	高野山奥之院の杉と線香
69		桃山町	桃源郷一目十万本の桃の花
70	鳥取県	倉吉市	酒と醤油のかおる倉吉白壁土蔵群
71	島根県	浜田市	石見畳ヶ浦磯のかおり
72	岡山県	岡山市、倉敷市、山陽町	吉備丘陵の白桃
73		新庄村	毛無山ブナとカタクリの花（毛無山）
74	広島県	宮島町	厳島神社潮のかおり
75		瀬戸田町	シトラスパーク瀬戸田の柑橘類

	都道府県	市町村	名称
76	山口県	萩市	萩城下町夏みかんの花
77	徳島県	藍住町	吉野川流域の藍染めのかおり
78		上勝町	上勝町の阿波番茶
79	香川県	東かがわ市	白鳥神社のクスノキ
80	愛媛県	内子町	内子町の町並と和ろうそく
81		西条市	西条王至森寺の金木犀
82		愛媛県	愛媛西宇和の温州みかん
83	高知県	四万十川流域	四万十川の沈下橋をわたる風
84		梼原町	梼原神在居の千枚田
85	福岡県	太宰府市	太宰府天満宮の梅林とクスノキの森
86		北九州市	合馬竹林公園の竹と風
87		柳川市	柳川川下りとうなぎのせいろ蒸し
88	佐賀県	唐津市、浜玉町	虹の松原潮のかおり
89		伊万里市	伊万里焼土と炎のかおり
90	長崎県	野母崎町	野母崎水仙の里公園と潮
91	熊本県	水俣市	大学山の照葉樹林
92		河浦町	河浦崎津天主堂と海
93	大分県	別府市	別府八湯の湯けむり
94		野津原町	大分野津原香りの森
95		臼杵市、竹田市	臼杵・竹田の城下町のカボス
96		久住町、九重町	くじゅう四季の草原、野焼きのかおり
97	宮崎県	延岡市	五ヶ瀬川の鮎焼き
98	鹿児島県	上屋久町	屋久島の照葉樹林と鯖節
99		指宿市	指宿知林ヶ島の潮風
100	沖縄県	竹富町	竹富島の海と花のかおり

らかおりで全国的に有名な場所も含まれている。また、京都市伏見の酒蔵、盛岡の南部煎餅、山梨勝沼・一宮のぶどう畑とワインなどのかおりは、その地域の地場産業に関係しており、これらのかおりは昔からその地域に親しまれたもので、ぜひ後世に残したいかおりである。

また、松本市大名町通りのシナノキ、宇治平等院表参道、静岡県豊田香りの公園などの100選に選考された場所においては、記念碑やプレートを作成し、かおり風景100選に選考されたことを市民に広く広報している。

「かおり風景100選」の選考事業は、21世紀の新しい施策といえる。悪いものを削減していくだけでなく、よい環境を市民とともに育てていくこの事業は、環境行政の中でも注目に値する施策である。

8-2 「みどり香るまちづくり」企画コンテスト

また、環境省においては、「かおり風景100選」の事業に続いて、2006（平成18）年度からは「かおりの街づくり企画コンテスト」事業をスタートさせた。この企画は、良好なかおり環境を創出しようとする地域の取組を支援することをめざしたもので、かおりの樹木を用いた街づくりの企画を募集するものである。2007（平成19）年度からは、「みどり香るまちづくり」企画コンテストと名称が多少変更され、現在まで毎年実施されている。

2006年度の選考においては、環境大臣賞に、松本市奈川地区「かおりとチョウの森」づくりが選ばれた。この企画は、チョウの食樹である15種類の多種多様なかおりの樹木を用いてチョウを呼び寄せる。これらのチョウを観察したり、生きもの情報板や各樹木へのプレートを設置したり解説したりすることで、子供の環境教育にも役立てることをねらっている。副賞としてかおりの樹木２５０本が贈呈された。

２００７年度の選考においては、環境大臣賞に、稚内市恵北地区「香りとさえずりの杜」コミュニティガーデンづくりが選ばれた。この企画は、55年間放置された旧海軍通信所（敷地面積約６万４千m^2）に、宗谷地区にふさわしい「香りの樹木」及び「実のなる樹木」を植栽する。そして野鳥を集め、市民の憩いの場を再生する。植栽・管理についても一般の方々から公募し、実施することにしている。さらに地域住民を中心に自主管理による地域コミュニティガーデンづくりを行うものである。この企画は住民と行政が一体となったかおりのまちづくり企画であり、評価の高い企画であった。２００８（平成20）年５月に副賞として贈られた

表10　みどり香るまちづくり企画コンテストの受賞企画

	環境大臣賞	におい・かおり環境協会賞	日本アロマ環境協会賞	入賞
平成18年度	奈川地区「かおりとチョウの森」づくり（松本市）	かおりと花いっぱいのコミュニティガーデンづくり（松本市）	TX研究学園・葛城、千本桜まちづくり事業（つくば市）	公園魅力アップ計画（芦屋市）
平成19年度	稚内市恵北地区「香りとさえずりの杜」コミュニティガーデンづくり（稚内市）	四季を織りなす新たなかおり手法で都市緑地を再生（東京農大）	北野活性化プロジェクト・かおりでつなぐ観光名所～風見鶏meets HERB～（神戸市）	香りただよう四季おりおりの競輪場（京都市）
平成20年度	緑あふれ花のかおりただようコミュニティパークづくり（南種子町）	稚内市中央地区「香りゃんせ通り」コミュニティガーデンづくり（稚内市）	自分たちの出した生ごみが生まれ変わる。「ハーブのかほりを楽しむ街を目指して」（稚内市）	風薫る通学・通園路（盛岡市）
平成21年度	石橋文化センター“憩いの森”基本構想（久留米市）	お茶香る「いい感じの里山づくり」（宮城県利府町）	かほり絆ぐまちづくり（珠洲市）	四季の香りに誘われる老人憩の家づくり（宇和島市）

かおりの樹木の植樹祭が盛大に行われた。

２００６（平成18）年度から２００９（平成21）年度までの各賞の受賞企画は表10のとおりである。ここでは記載していないが、環境大臣賞を含め各賞の詳細については、すべて環境省のホームページに記載されているのでぜひご覧いただきたい。この事業は毎年実施されており、応募の主体は、地方公共団体、民間企業、学校法人、商店会、町内会等の住民団体やＮＰＯなどであり、植栽場所を確保していることが条件になっている。

このように近年の環境行政は、先にも記載したように、悪いものを除いていくという従来の考え方に加えて、快いものを積極的に育て、創造していくという新しい視点が加えられている。また環境省の新しい環境施策の中に、人間の感性を重要視し、五感の視点から環境を見直してみるという新しい環境施策が加えられるようになってきたともいえる。

８‐３　かおり風景１００選の地域を訪ねて

かおり風景１００選に選ばれた地域は、どこもそれぞれ特徴があり、一度は訪ねてみたい場所ばかりである。私は数年前から「かおり風景１００選」に選考された地域を訪ね歩いている。初めて訪ねる場所も多く、訪れたところではいつも新しい発見があったり、感動を覚えたりしている。ぜひ一度訪ねてみることをお勧めしたい。私が訪ねた地域の中で印象深い地域を、写真を含めて紹介したい。

盛岡市紺屋町南部せんべい

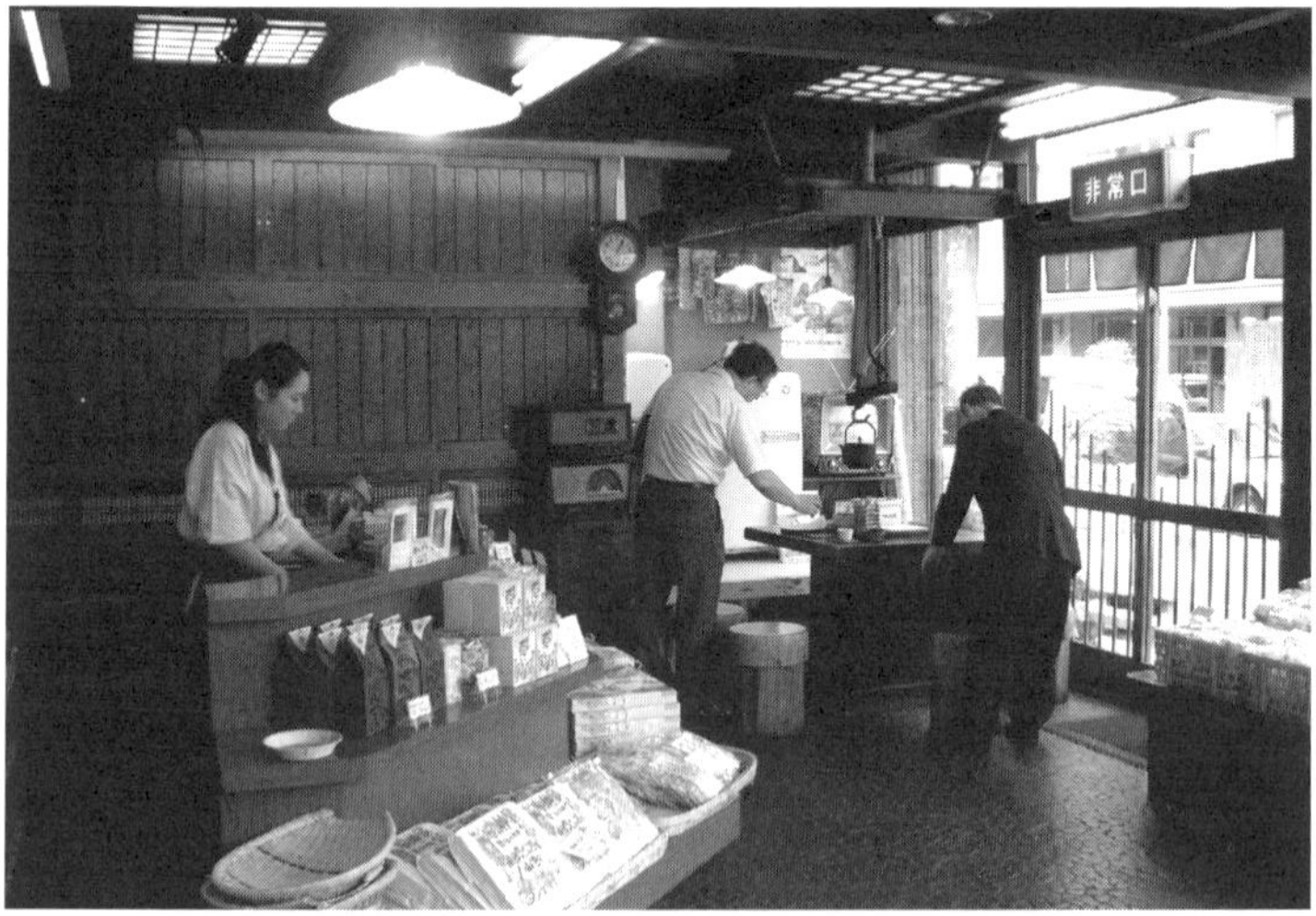

南部せんべいは、誰もが一度は食べたことのある食べ物であるが、どのような歴史があり、どのような作り方をするのか、一度見たいと思っていた。この南部せんべいのかおりが「かおり風景100選」に選ばれたことをきっかけに、7月の初旬に盛岡市紺屋町を訪ねた。

盛岡駅から東に向かい盛岡市役所の近くの与の字橋を渡ると紺屋町が始まる。この一帯は、古くからの面影を残している地域で、南部せんべいの店、酒造所、染色業などが集まっている。交差点の角に、白沢せんべい店が目に入った。売店から工場の方にまわってみると、香ばしい南部せんべいのかおりが漂ってくる。店内に入ってみると、各種のせんべいが並んでおり、独特のかおりが漂っている。店の人が親切にお茶を入れてくれた。勧められるままに試食をご馳走になる。南部せんべいの特徴は小麦をベースに固く押され、焼

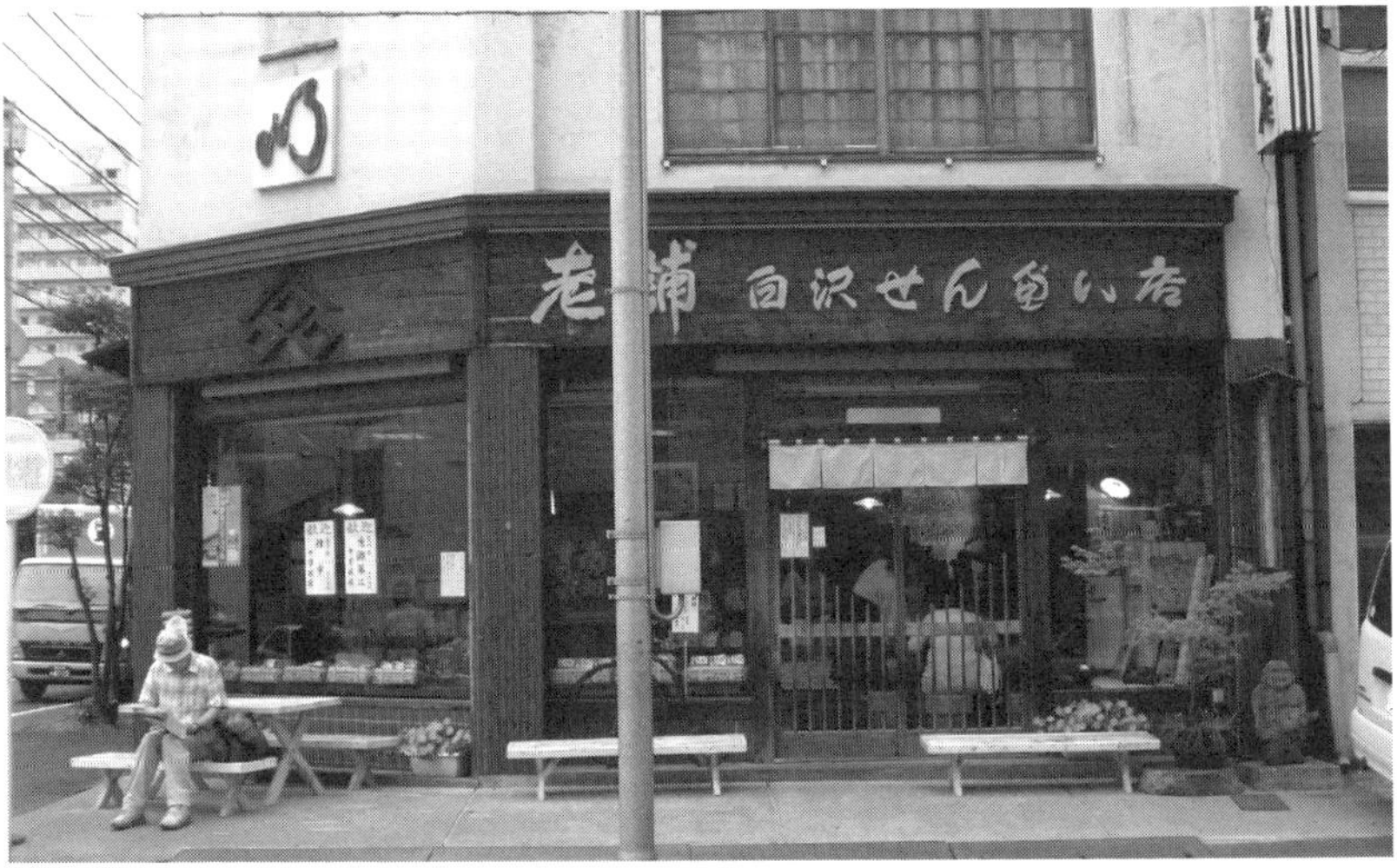

かれたせんべいで、ミミが付いているのも珍しい。店にはひっきりなしに、お客が入ってくる。

南部せんべいは、江戸時代から作られていたといわれているが、作られた当初はヒエ、アワ、ソバを砕いた粉を原料とし、凶作の年の保存食として作られたようだ。明治維新以降、小麦が主原料に変わっていったようである。昔は保存食として使われていた南部せんべいも、今では、「ごま」、「甘くるみ」、「正油」、「のり」など種類も豊富になり、酒のつまみにも重宝がられている。

店を出て、紺屋町界隈を歩いてみると、この一帯は古い建物も多く、旧岩手銀行旧本店本館は１９１１（明治44）年に建てられ、外壁は赤煉瓦を主体としており、国の重要文化財に指定されている。また、「ござ九」は１８１６（文化13）年創業の商家で、現存する建物は江戸末期から明治まで増改築したもので、前を通ると、何か明治の時代にタイムスリップしたように感じる。

埼玉県　川越の菓子屋横丁

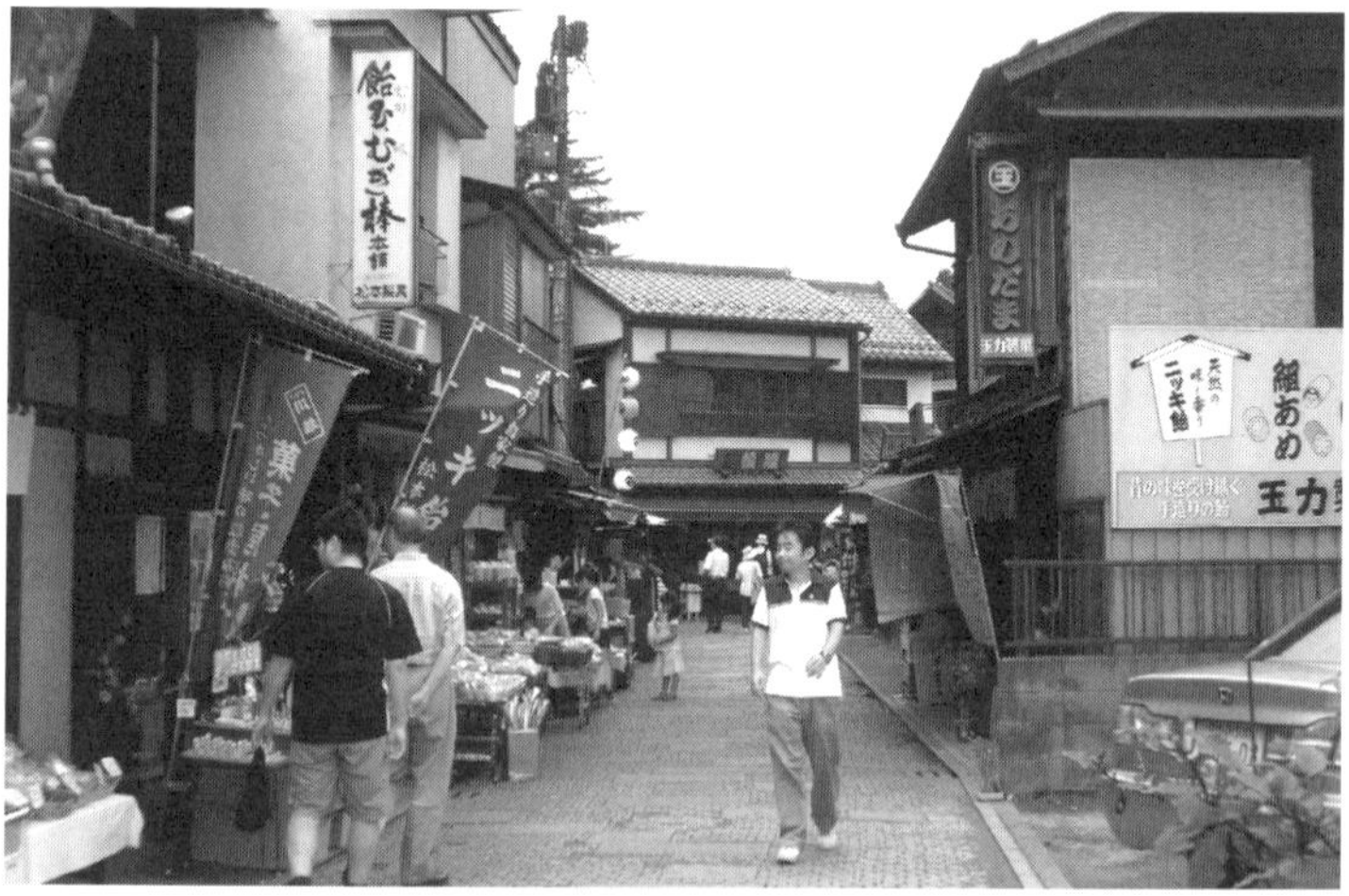

川越へは、東武東上線、西武新宿線、JR川越線などで行くことができる。西武新宿線の本川越の駅からまっすぐ北に進み、蔵作りで有名な幸町を抜け、札の辻交差点を左に折れると、菓子屋横丁が現れてくる。この一帯は江戸時代からの昔の風情を残しており、蔵づくりなどの昔からの建物も多く、散策する人の群れは絶えない。2、30年前もこのあたりを訪ねたことがあるが、観光客の数はその当時より最近のほうがずっと多いように感じる。元町二丁目にある菓子屋横丁の商店街は、長さは80m程の短い商店街であるが、私の世代のものにとっては、ここに来ると、戦後昭和20年代、30年代の駄菓子屋さんの前に来た感覚になる。

ここを訪れる人は、子どもだけでなく、かえって年輩の訪問者も多い。菓子屋横町の界隈は、ハッカ飴、カルメ焼き、駄菓子、焼き団子のかおりが漂っている。川越名産の芋を材料にしたお菓子も見られる。菓子屋横町に

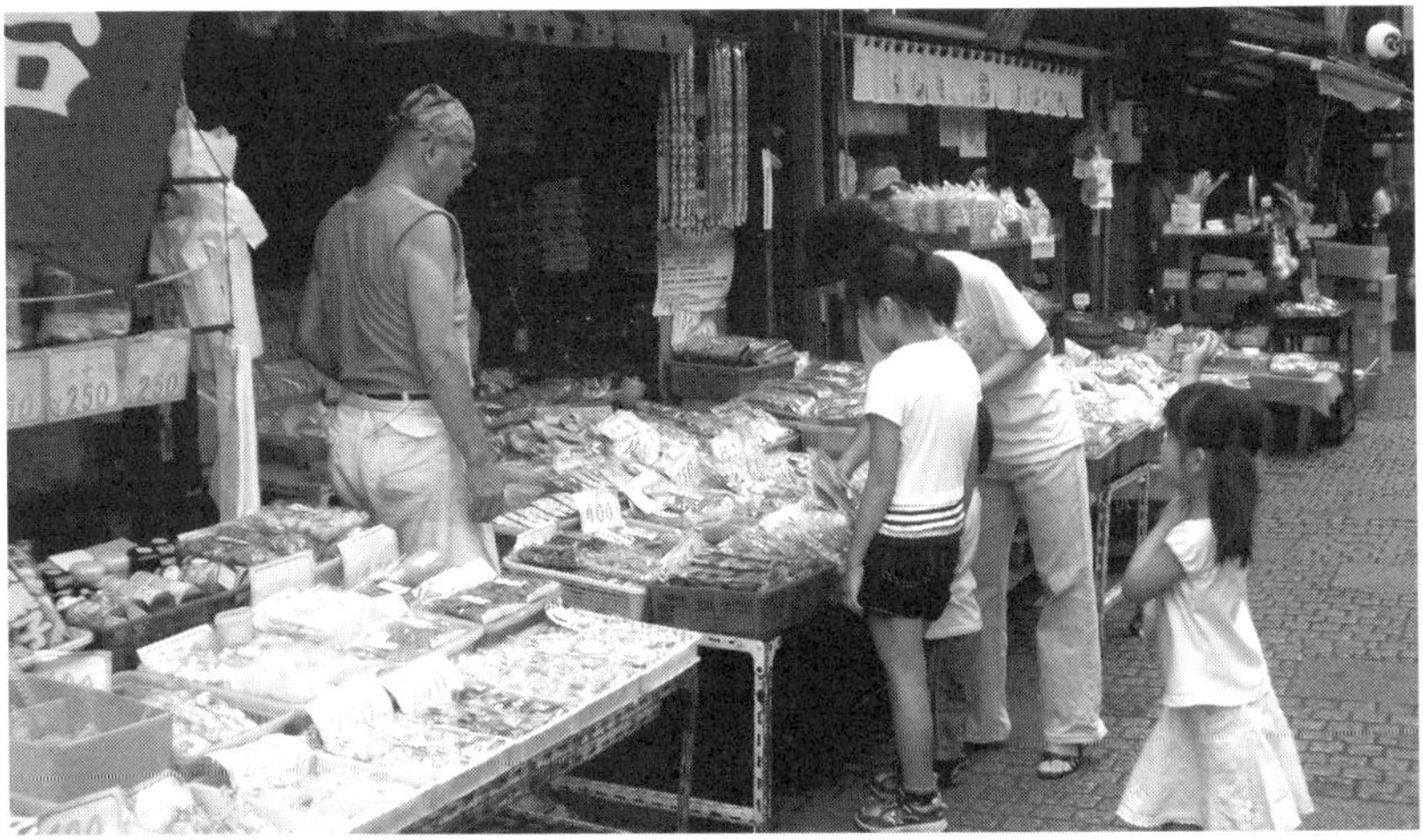

たてられた店案内の看板には、「かおり風景１００選」に認定されたことが記載されているし、店には環境大臣からの認定証も飾られている。

菓子屋横丁の中には、明治の初めから駄菓子を製造している店もあり、その古さに驚かされる。菓子屋横町の入口に近いところにある玉力製菓は１９１４（大正３）年の創業である。創業時から現在まで店の奥で飴を製造しており、それを販売している。店の奥では、長く延ばした飴を小さく切断していた。私は昔から大好きなニッキ飴を購入した。菓子屋横町で売られている飴などの菓子類は、１００円、２００円で購入できるものも多く、小さな子どもでも十分楽しめるお店が多い。

この菓子屋横町は蔵作り、喜多院と並んで川越を代表する観光スポットのひとつである。周辺は景観の観点から、電柱を地下に埋設するなどして、景観の保全に努めていることがわかる。自動車があまり通らない裏道もまた長閑で、小さな水路に鯉が泳いでいるのを見ることもできる。

長野県　松本市大名町通りのシナノキ

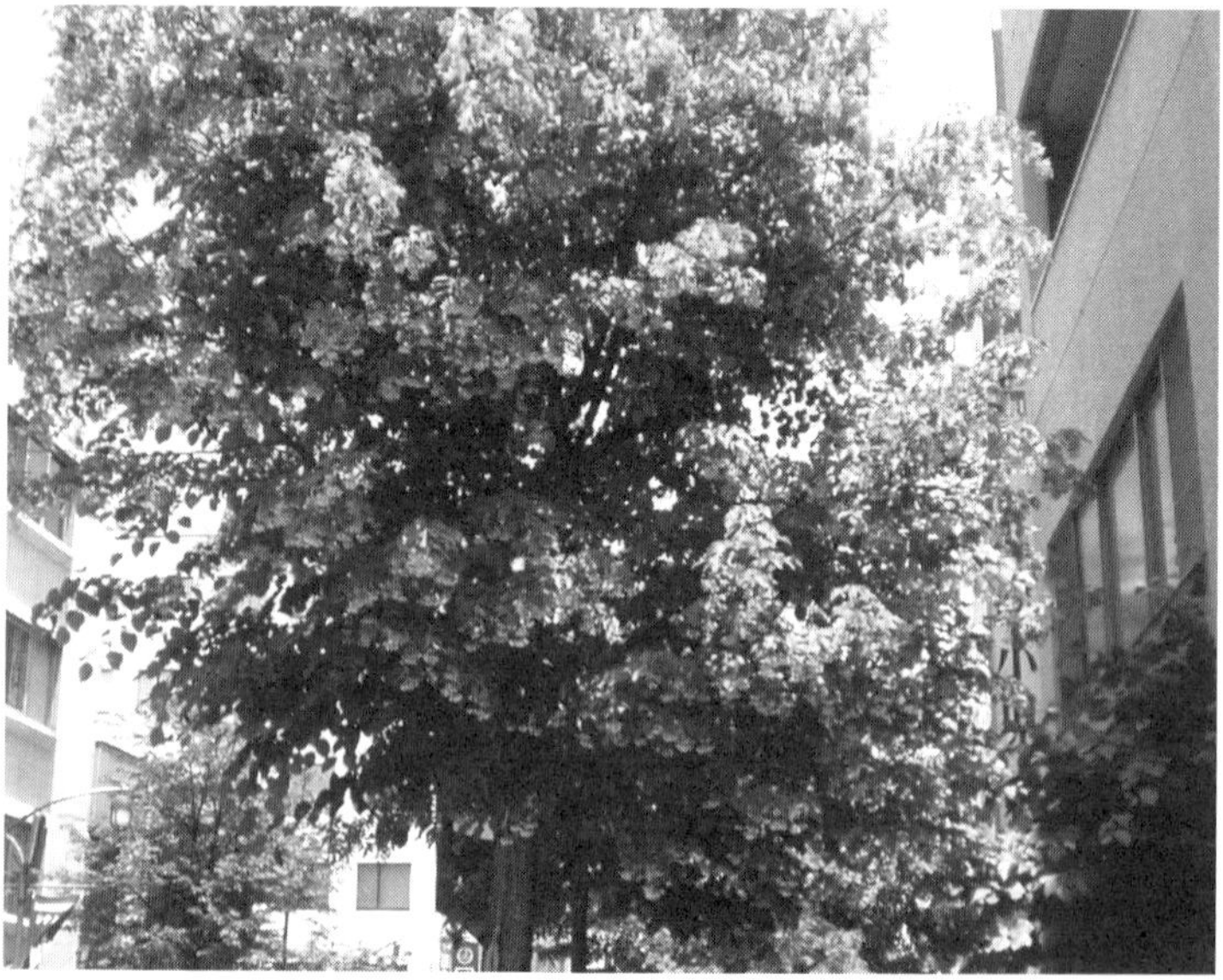

大名町通りは、ＪＲ松本駅から国宝松本城に向かう途中にあり、まさに松本城の表玄関にあたる。この大名町通り沿いには、２００ｍにわたり、両側にシナノキの並木道がある。30数年前に植樹されたこのシナノキは、まだ太さが20～30cm程であるが、山中で育つものの中には直径が１ｍになるものもあるらしい。シナノキは「信濃の国」の由来となった落葉樹である。６月頃に淡黄色の花をつけ、甘いかおりが漂う。それほど強いかおりではないが、これだけの並木になると、通りを歩く人には快いかおりになる。土地の人に聞くと、シナノキは根の張りが弱く、街路樹にするには苦労があったらしい。どの木にもしっかりと支え木が付いていた。私が６月に訪れたときは、ちょうど満開のときで、沢山のミツバチが飛び回っていた。

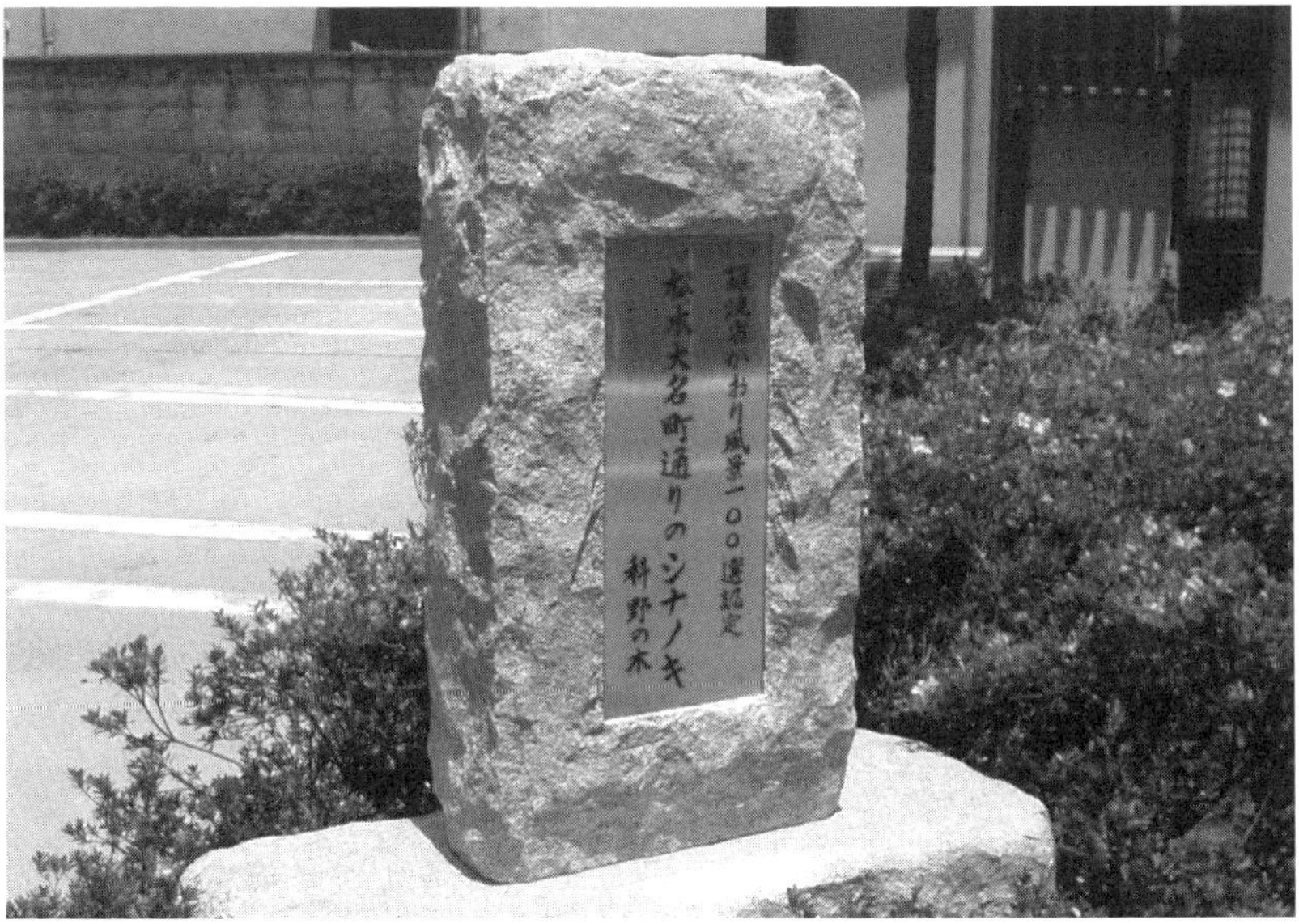
環境省かおり風景一〇〇選認定
松本大名町通りのシナノキ
科野の木

通常は、街路樹としてはイチョウ、プラタナス、ケヤキなどが広く植えられているが、その地域特有のかおりの樹木であるシナノキを用いて街づくりを行っている松本市の取組は、他の地域の参考になるのではないだろうか。

また、大名町道りの道路沿いには、かおり風景１００選に選定されたことを示す立派な記念碑がたてられていた。大名通りの近くの歩道には、街路樹だけでなく、歩道上に水路を造り、湧水を流し、夏でも清涼感を感じることができる街づくりをしている。

松本市においては、お城下町まちづくり推進協議会により、お城に相応しいまちづくりを進めている。また、市では「かおりポイントマップ」や「かおり活用・保全マニュアル」の作成、「かおり探検隊」を行っている。

豊田の香り博物館

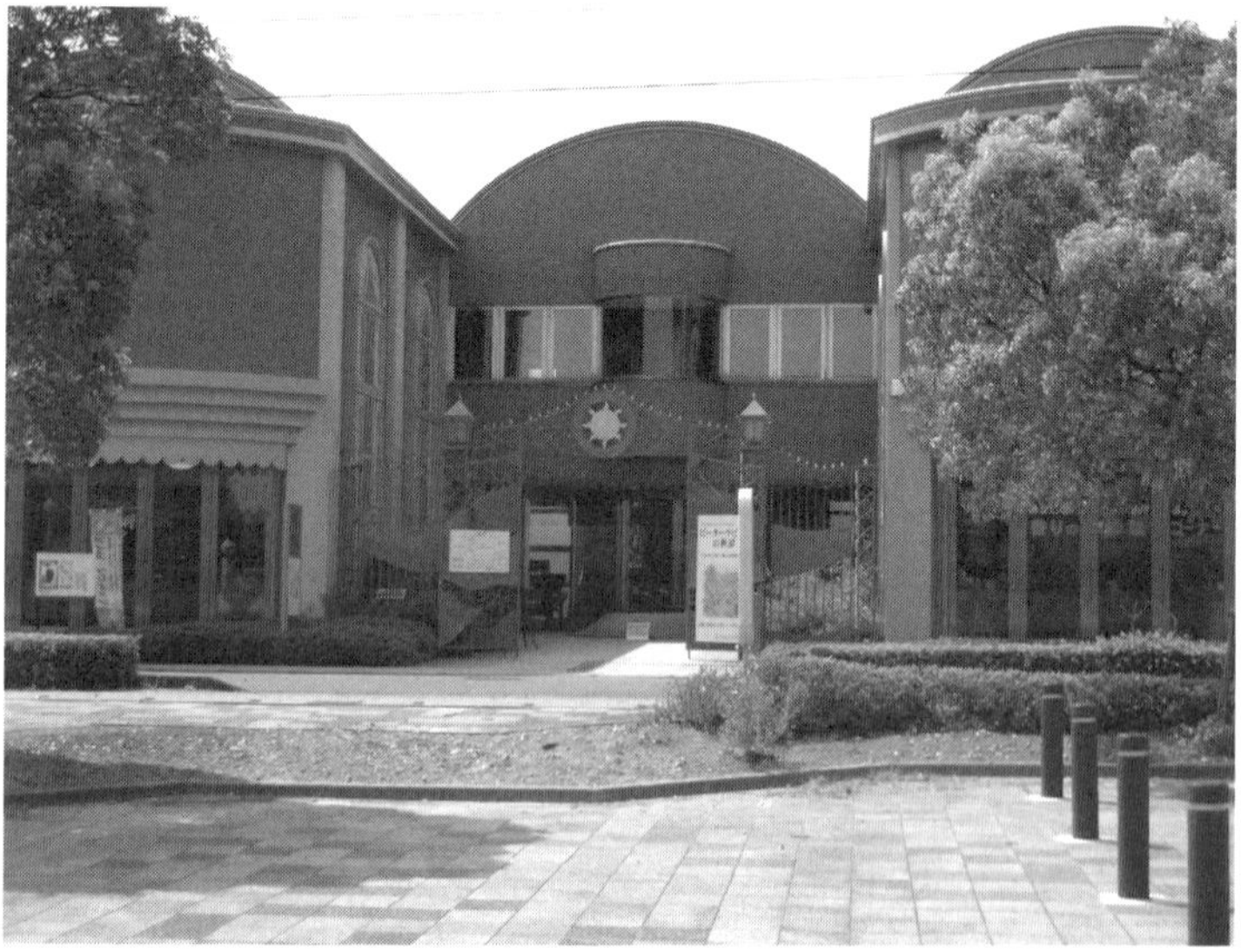

静岡県の西部に豊田町という東海道線の駅がある。駅を降り、北に3分ほど歩いたところに、「豊田香りの公園」がある。約1haの公園には、キンモクセイや各種のハーブ類が植えられており、四季折々近隣にかおりが漂う。市民が自由に入れるかおり豊かな公園である。公園内には、かおり風景100選に選ばれたことを示すプレートも展示されていた。公園にはベンチも置かれ、市民の憩いの場であることが伺える。

香りの公園の道を隔てて向かいに磐田市香りの博物館がある。立派な洋館の2階建ての建物で、壁面には四大文明をモチーフにしたレリーフが刻まれている。公園の緑とマッチした組み合わせも面白い。かおりをテーマにした博物館は日本では、それほど多くはなく貴重な施設である。入口を入ると右奥に事務所があり、中村館長が迎えてくれ

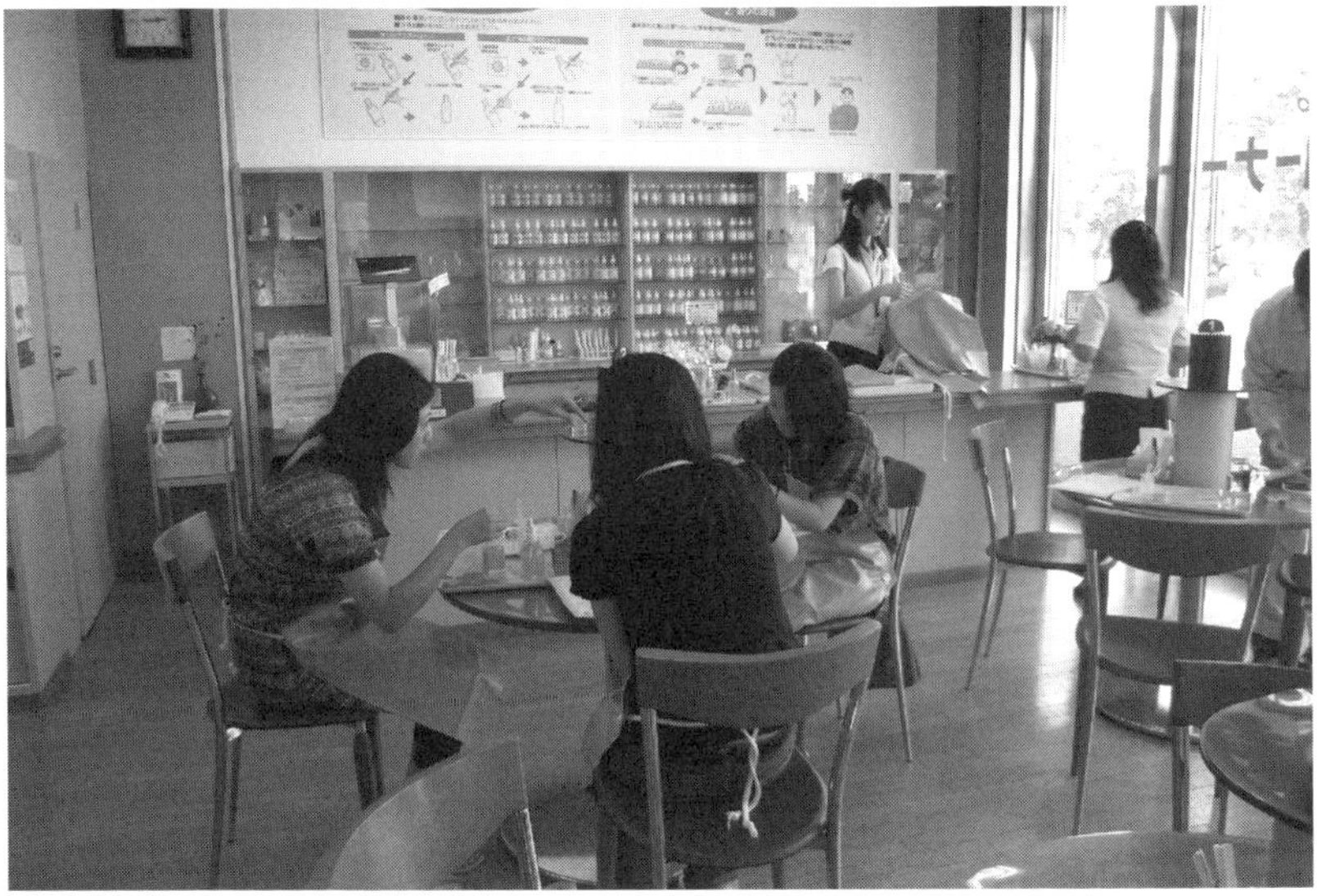

た。平日ではあったが、来館者も何組かいたが、やはり若い女性が多い。
1階にはカフェテラスがあり、休憩もできる。その隣にはかおりグッズを集めたショップが営まれている。また、1階の右手には、かおりの体験コーナーもある。好きなかおりを選択したり、コンピューターの質問に答えていくと、その人の最も好みと思われる調香割合が表示される。私も体験してみたが、血液型などから好みのかおりが選び出されるのが不思議であり、面白かった。また、2階には花びらを形にしたかおりの小部屋があり、メロンなど5種類のかおりの実体験ができる。三次元に映像化された風船に手を伸ばすとその風船が破れ、それぞれのかおりが出るユニークな装置である。私も1時間あまり滞在したが、しばらく居ても飽きない博物館であった。

浜松のうなぎ

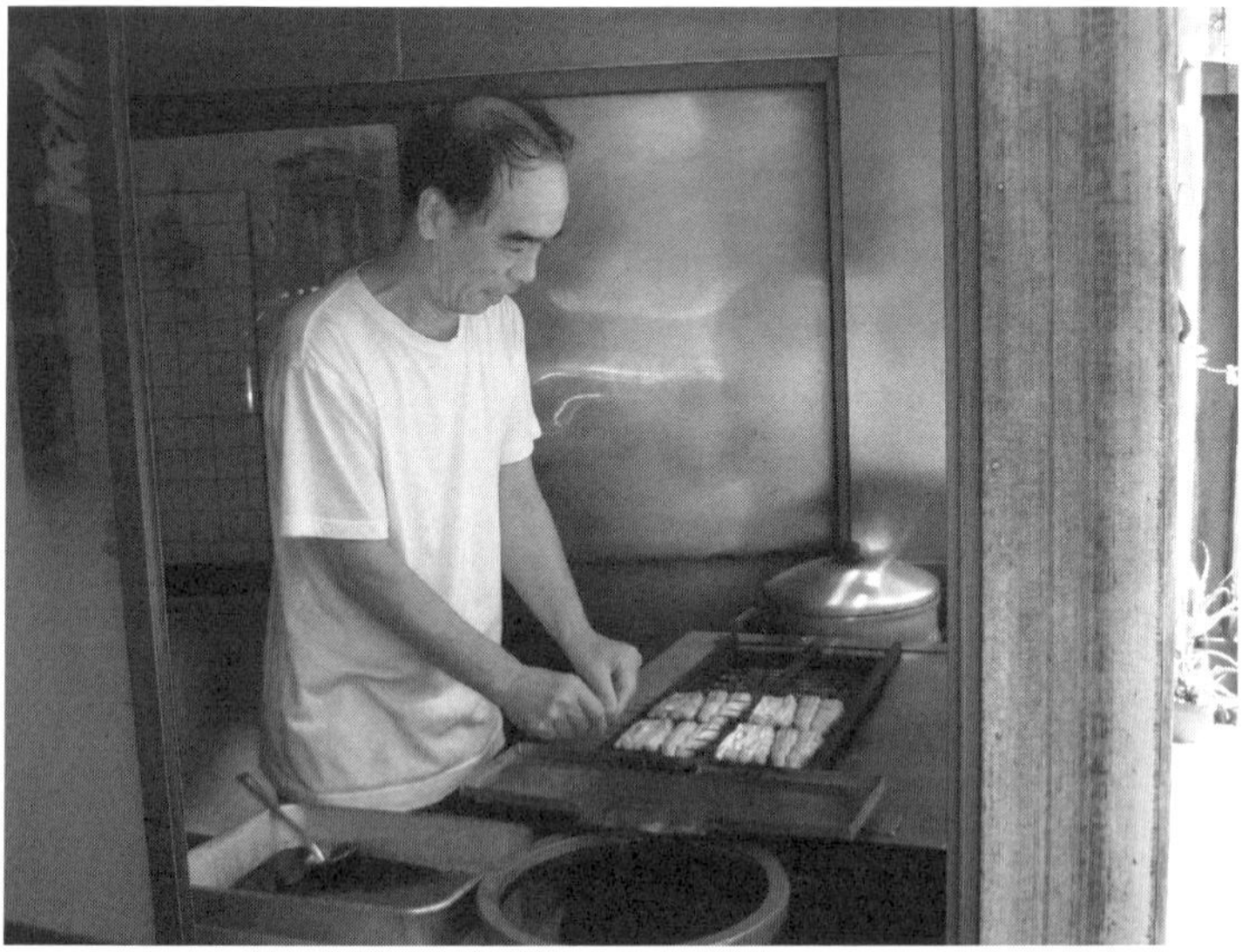

新幹線でのうなぎ弁当でも有名だが、浜松といえば、うなぎの蒲焼きは誰もが知っている名物である。昔からうなぎに関わる養殖、料理は浜松の主要な産業といえる。市内には約80店ほどあるといわれているうなぎ専門料理店の店先は、うなぎ独特のかおりが漂う。うなぎの蒲焼きのにおいは、醤油を焦がした独特のかおりであり、日本人には誰もが食欲を誘われる大好きなにおいである。焼き鳥同様、うなぎの蒲焼きもかおりがなければ、まさに味気ない食べ物になってしまう。

浜松駅から北に10分ほどの中区田町に大正時代に創業した老舗「大国屋鰻店」がある。表通りからのたたずまいは、松の木もあって何か郷愁を感じる。私は11時半頃に店に入ったが、昼前にもかかわらず、中には客も多く、地域の多くの人に親しまれていることがわかる。店先ではご主人が汗

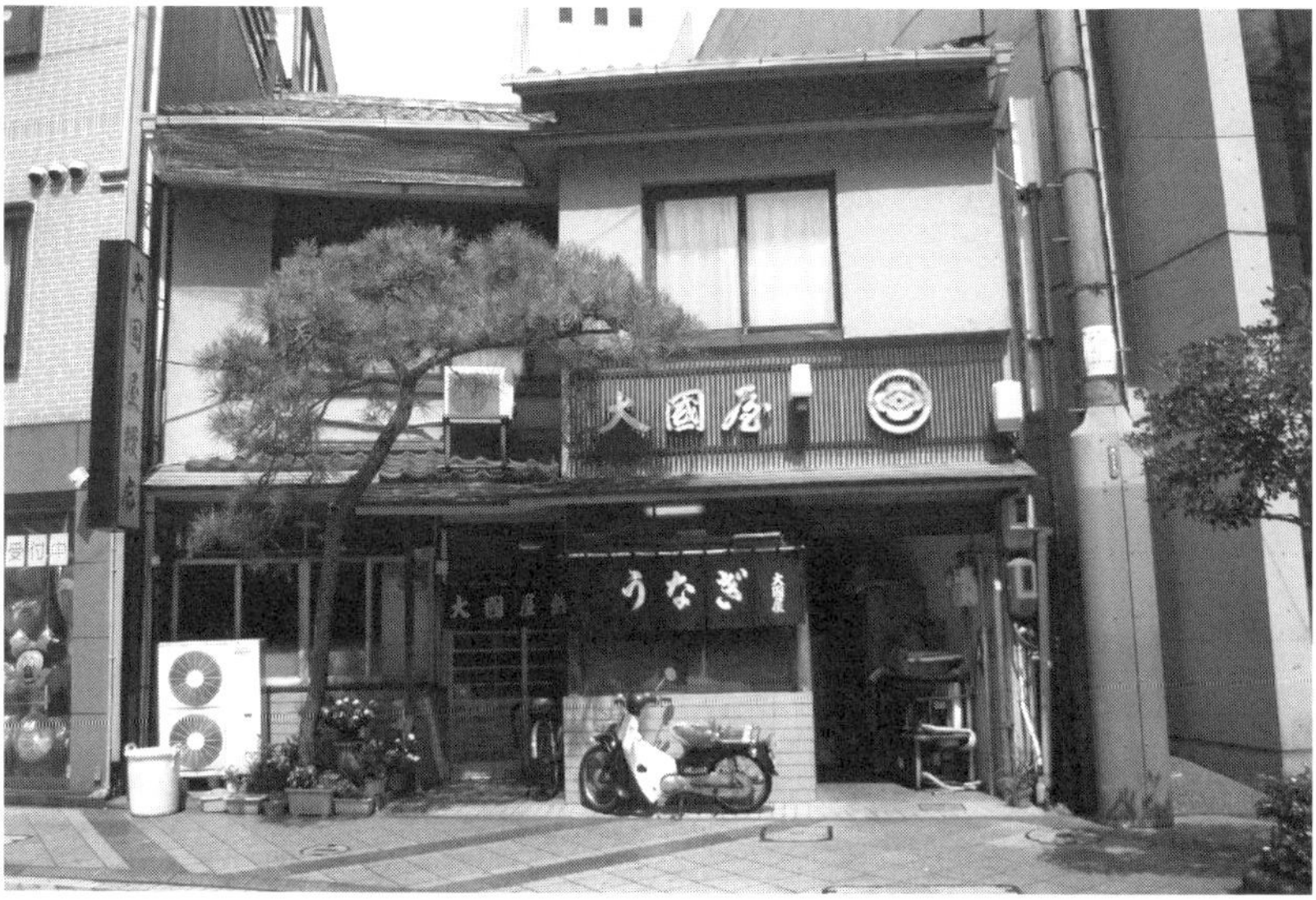

を流し、鰻を焼いていた。焼鳥屋さん同様、店先で焼いて、そのかおりが道行く人の食欲を誘ってしまう。かおりの持つ魅力かもしれない。

空腹だった私は、鰻重を注文した。店内は皆が食べているうなぎのかおりが漂っている。しばらくすると、私にもうなぎが届いた。鰻重だけでなく、肝吸いも美味しく、味もかおりも満足し、店を後にした。

浜松の西部に当たる弁天島には乙女園の中に、鰻の霊を奉る観音菩薩像（鰻観音）が建立されている。１９３７（昭和12）年に建立された石像の立派な観音像で、毎年8月下旬に供養祭が行われている。この地域に住む人びとが昔から、浜名湖で捕れるうなぎや魚を大事にしてきたことがわかる。鰻観音の周りは浜名湖に面しており、市民が何人も釣りをしていた。話を聞くと、鰻を始め、いろいろな魚が釣れるらしい。

草津温泉「湯畑」の湯けむり

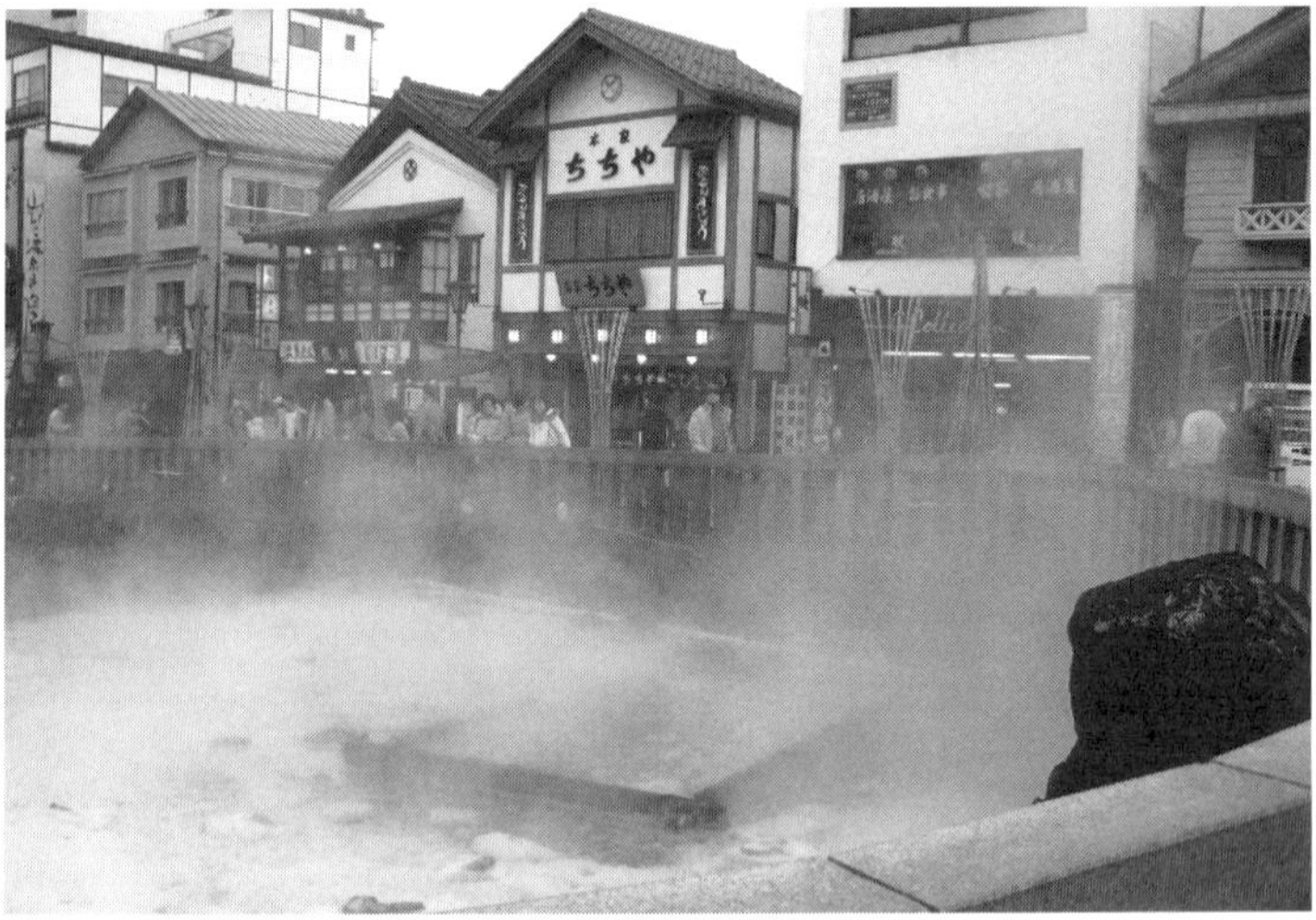

草津温泉は、歌にでもよく出てくるほど、昔からよく知られた温泉である。群馬県の西部に位置し、白根山の麓にあり、この一帯は多くの温泉に恵まれている。関東地方及びその周辺に住む人は一度は訪ねたことがある温泉である。私も若い頃、スキーで訪ねたことはあるが、その頃はスキーに夢中で温泉を味わう気持ちは薄く、温泉に対する印象は強いものではなかった。今回久しぶりに訪ねてみて、草津温泉の歴史の深さ、湯量の豊富さに感動してしまった。草津温泉は温泉が流れ出す「湯畑」を取り囲むように、旅館街が構成されている。湯畑の周辺の道路は、どの道も狭く、入りくんでおり、自動車のない時代からこの地がにぎわっていたことが伺える。

湯畑は写真でもわかるように、湧き出る温泉からの湯けむりのすごさを、目の前で実感することができる。湯量の豊富なことは誰でも一目でわかる。私が訪

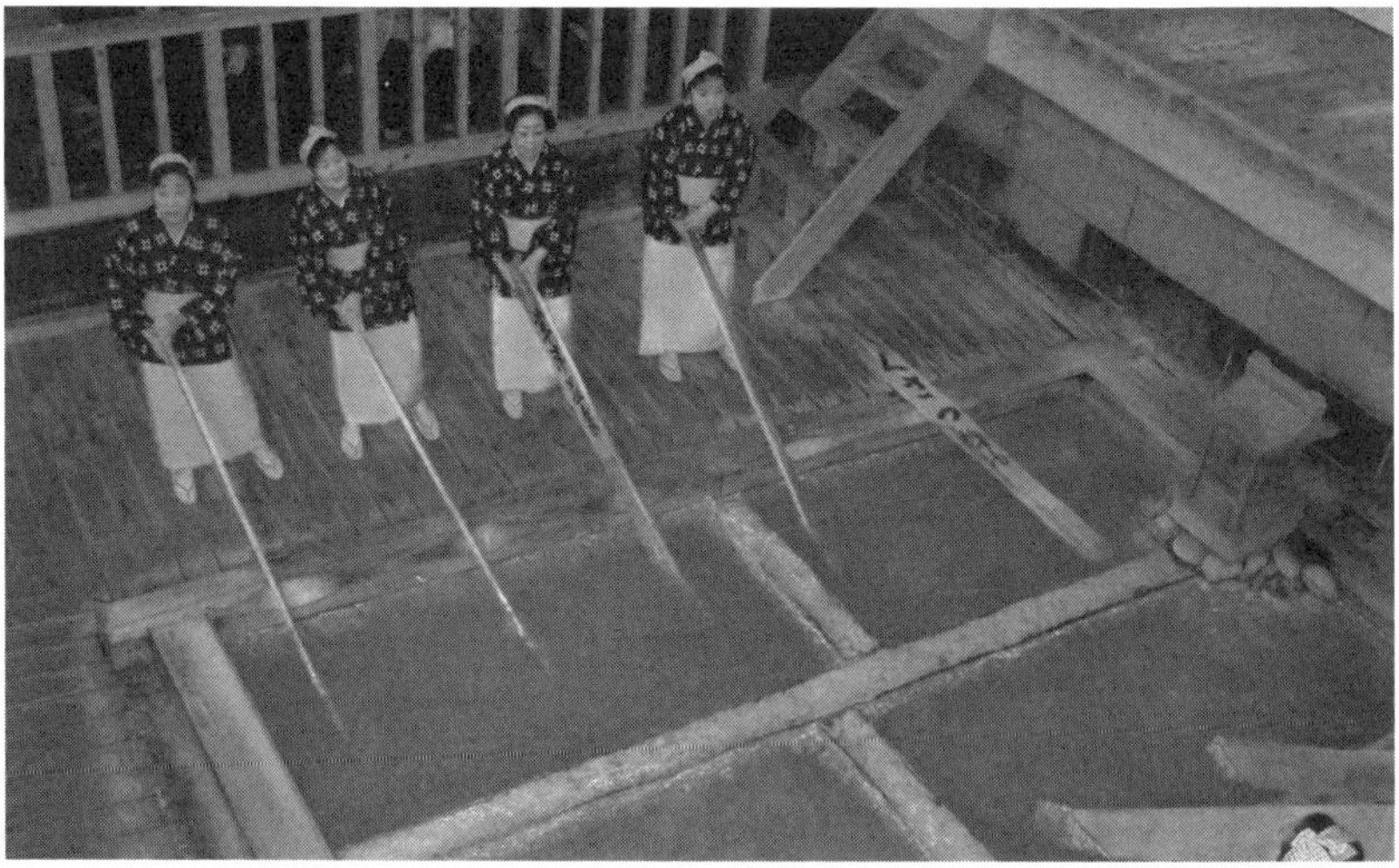

ねたのは11月も末であったので、湯けむりも大きく、対岸が見えにくいほどであった。草津温泉の泉質が強酸性のためか、わずかに硫黄のかおりがする。湯けむりが激しいのは、湧き出る温泉の量と温度にも関係がありそうである。湯畑における温泉の湧出量は毎分4600リットルで、温泉の湧出温度は摂氏60℃前後といわれている。この大量で高温の温泉が、すばらしい湯けむりを作っているのかもしれない。

私が泊まったのは、湯畑の北側で10分ほど歩いたホテルであったが、着いたのが早かったせいか、ほとんど人がおらず、ゆったり温泉を味わうことができた。草津には、共同浴場が多く存在する。湯畑の横には、共同浴場の「白旗の湯」がある。何ら飾り気のない浴場であるが、覗いてみると、土地の人か、温泉マニアか何人かが湯に浸かっていた。

草津に来たら、必ず湯畑を訪れることをお勧めしたい。また、一度湯畑の湯けむりを味わったら、必ず草津温泉に入ってみたいと思うはずである。

神田古書店街

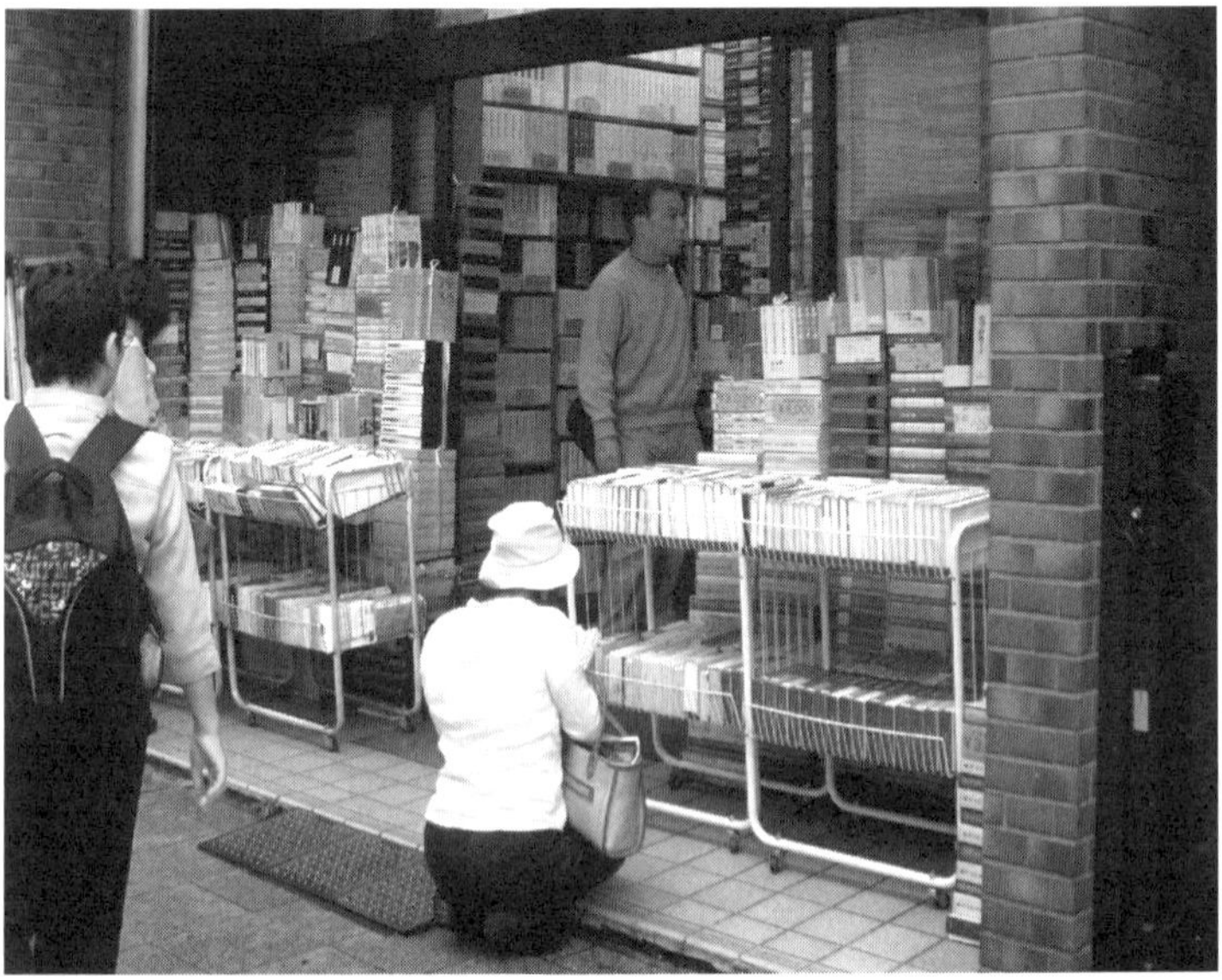

神田古書店街は、東京都千代田区神保町周辺にある古本を主に扱う書店が密集している地域の総称である。明治時代から、周辺の学校（現明治大学、中央大学、専修大学など）の学生を対象に古書店が集まったといわれている。現在は200店近い書店が専門分野を活かして営業をしている。私自身は高校生の時代から、神田古書店街には何回も足を運んでおり、時間つぶしでもぶらぶらする場所である。何か目的の本があるわけではないが、今でも年に一回か二回は、来てしまう。そんな場所が神田古書店街である。

私は神田古書店街にくると、必ず寄るのが、技術系の書籍がそろっている明倫館書店である。においの関係の古書も他店よりそろっている。神田古書店街でのかおりとは、いったいどんな

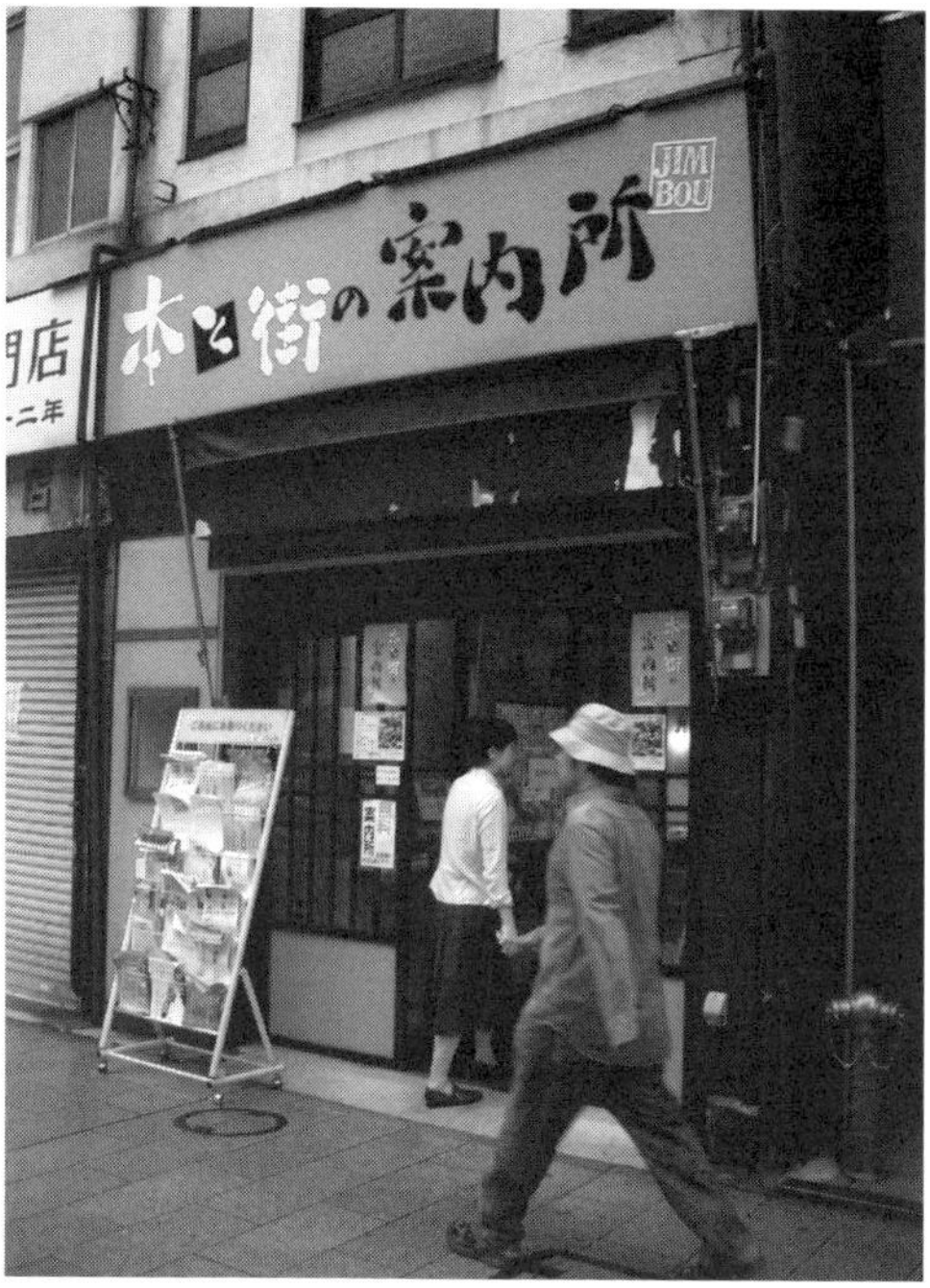

かおりかと考えてみると、実際には、古本の持つ独特のほこりっぽいにおいということになるかもしれない。確かに紙が茶色に化した古書を開いてみると、独特のほこりっぽいにおいがすることは確かである。しかし、神田古書店街が、かおり風景１００選に選ばれたのは、本のほこりのかおりもさることながら、「文化のかおり」が感じられるのも、この街におけるかおりの特徴かもしれない。

近年多くの人が本を読まなくなり、まさに本離れの難しい時代にはなったが、神田古書店街として、いろいろな事業で活性化を図っている。「本と街の案内所」が２００７（平成19）年10月に創設され、利用者との接点の役割を担っている。ここでは、各種のイベントの情報を発信しており、新刊や古書の検索もできる。この一帯は一日ぶらついても飽きない場所である。

ただ、行きつけのお店が、急に新しい店に変わっているときは、何か寂しい気がする。この神田古書店街を歩いていると、思わぬ掘り出し物に出会うこともあり、時間をつぶしたいときはぜひ寄りたい場所である。

白山神社境内　菩提林の杉と蘚苔

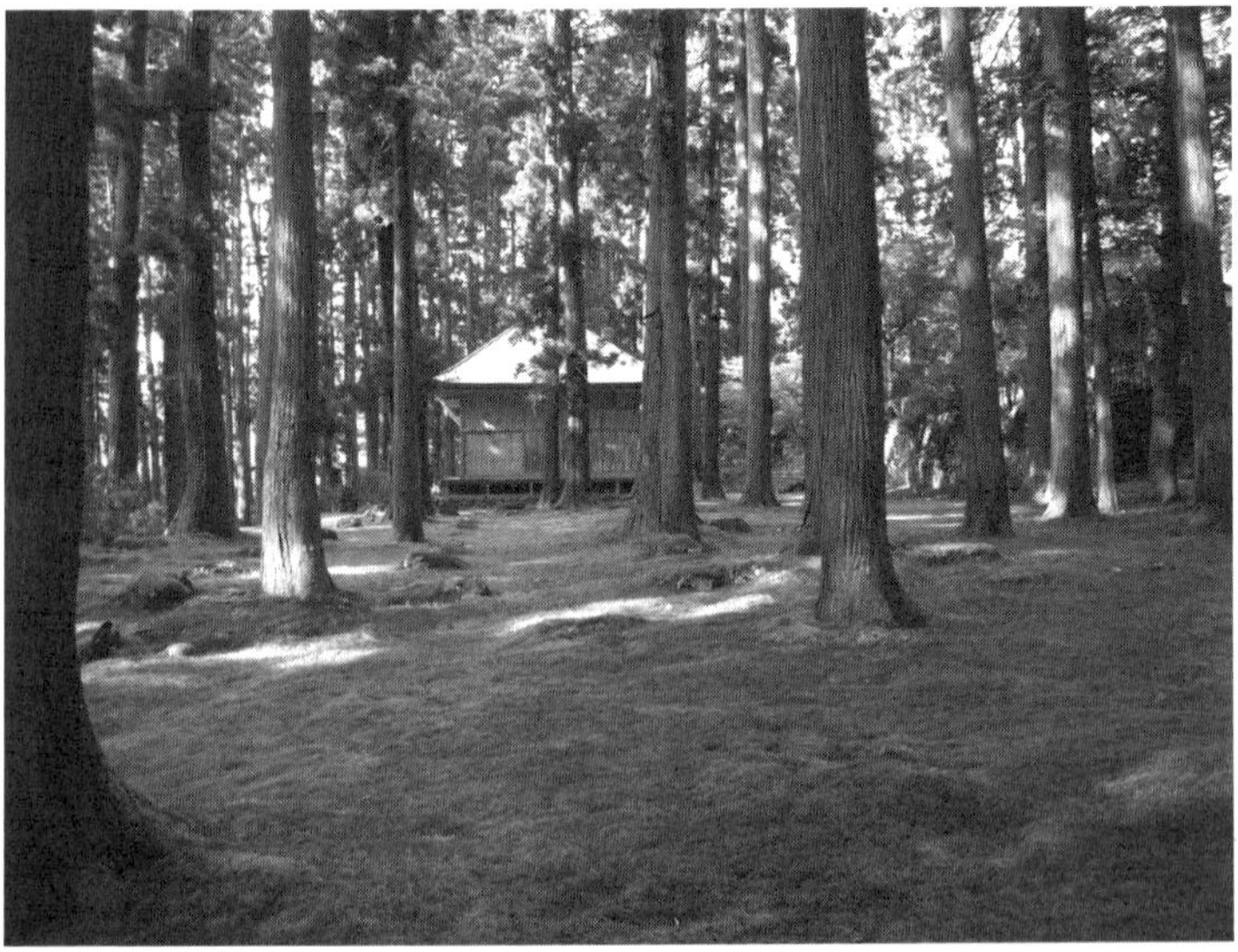

　白山神社は歴史が古く、717年に泰澄大師によって開かれた白山信仰の拠点である。福井県勝山市にあり、電車で行く場合には福井駅からえちぜん鉄道に50分ほど乗り、終点の勝山でおりる。途中、道元禅師が開創した大本山永平寺の入口になる永平寺口駅がある。永平寺口までは乗客も多いが、その先は乗客はほとんどいなかった。勝山駅から白山神社まではバスの便が合わず、タクシーを利用した。白山神社の大きな鳥居をぬけると、まさに杉と苔の世界である。今まで経験したことがないような独特の世界である。訪れたのは9月の中旬であったが、神社内は涼しく、ひんやりと感じるときさえあった。

　境内には樹齢数百年の杉が上空までそびえ立っている。杉の下のほうは地面から延びたのであろうか苔で覆われていた。地面は歩く部分を残して、ほとんどが苔に覆われ、大きな石も苔に覆われている素晴らしい光景である。これほどの苔の素晴らしい光景を今まで見たことがない。

私が訪ねたときは、訪ねる人も少なくときどき蝉の声が聞こえるだけで、静寂の世界であった。日も当たってはいたが、巨大な杉の陰になっているためか、また水分を含む蘚苔類のせいか、この季節にしては涼しく、ほのかに杉林のかおりが漂ってくる。この境内にいるだけで、別世界に入り込んだようである。

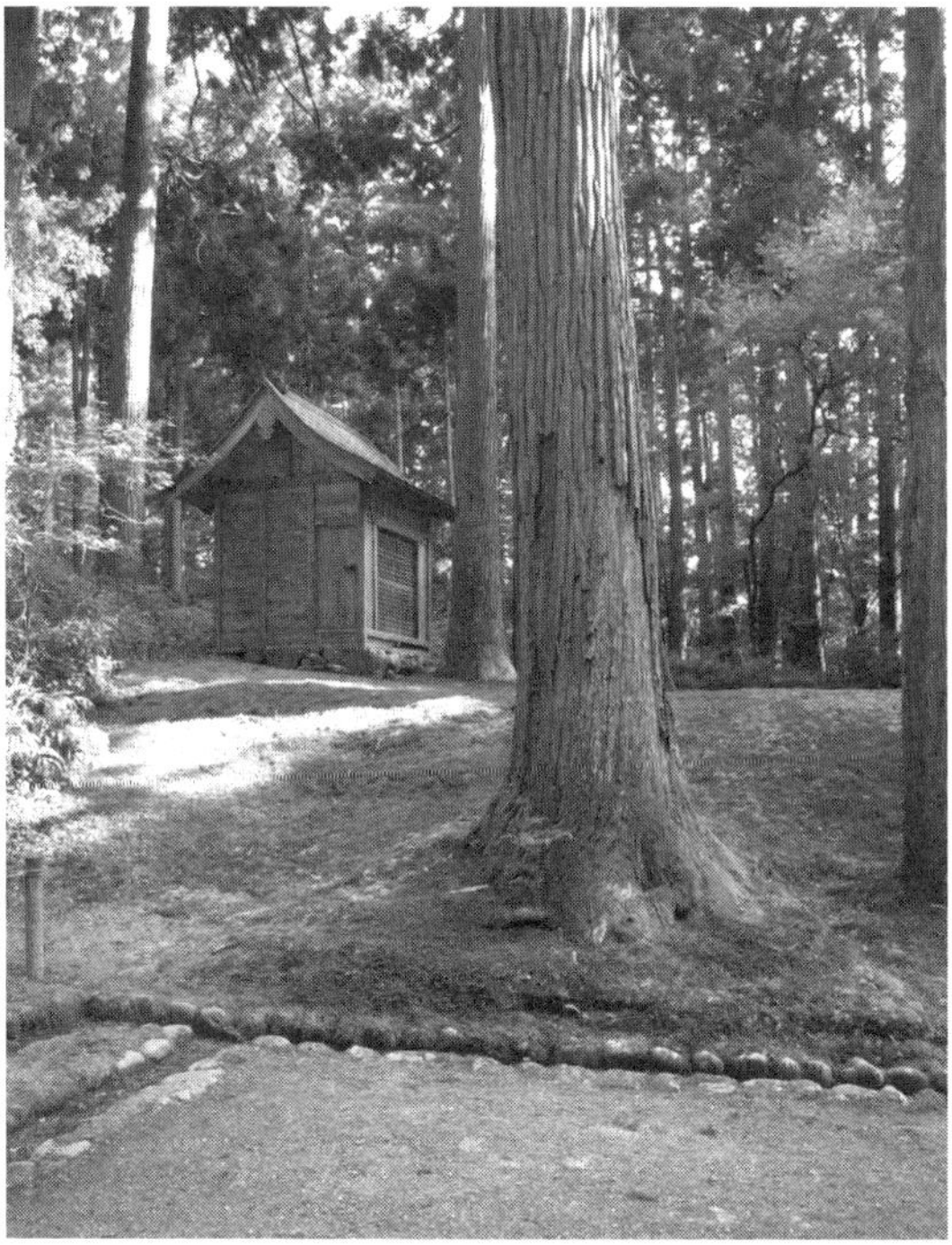

社務所の人にお聞きすると、この白山神社の苔を他の場所に移して育てても、なかなか育たないらしい。水分の管理だけでもだめなようで、この境内の環境に蘚苔類も数１００年かけて適合してきているのかもしれない。帰りは社務所から日本の道百選にも選ばれた道を通って帰った。

勝沼・一宮のぶどう畑とワイン

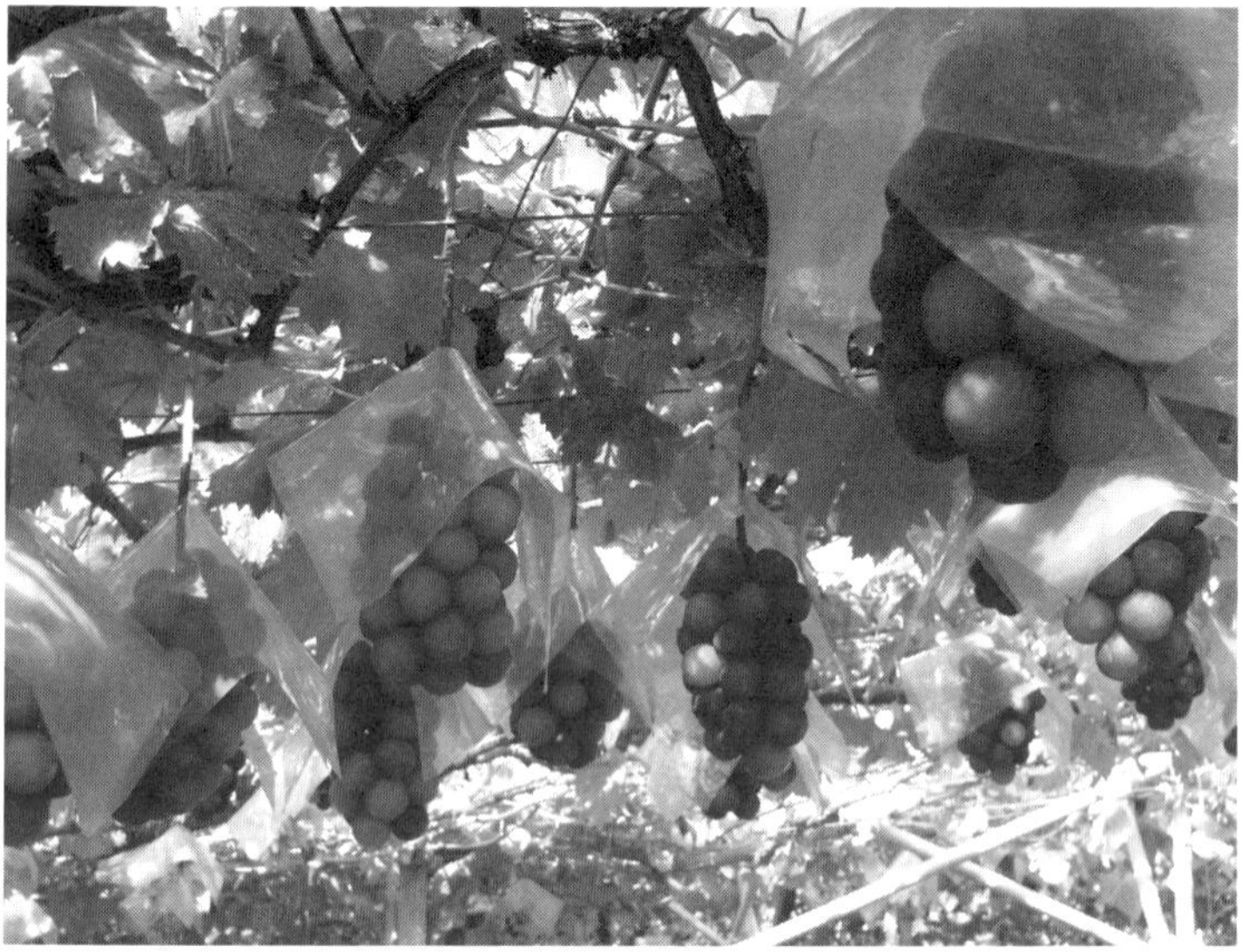

甲府盆地の勝沼町、一宮町は山梨県甲州市に位置している。この一帯は気候にも恵まれ、ぶどうの一大生産地である。ぶどうの種類(デラウェア、巨峰、ピオーネ、甲斐路など)により、収穫できる時期はそれぞれ異なるが、8月から10月まで、ぶどう畑にはぶどうの甘いかおりが漂う。ぶどうの生産量は、全国の中でも山梨県が最も多く、その中でも勝沼町、一宮町一帯は大半をぶどう畑が占めている。また、この地域には、メルシャン、マンズワインなどの大手のワイナリーがそろっており、ワイン好きには、年間を通してその味とかおりを楽しむことができる。

私が訪ねたのは、9月も下旬であったので、ぶどうの種類としてはピオーネ、甲斐路などがぶどう狩りの中心である。町内の道路沿いには、多くのぶどう園が並び、休日ともなると、多くの客が

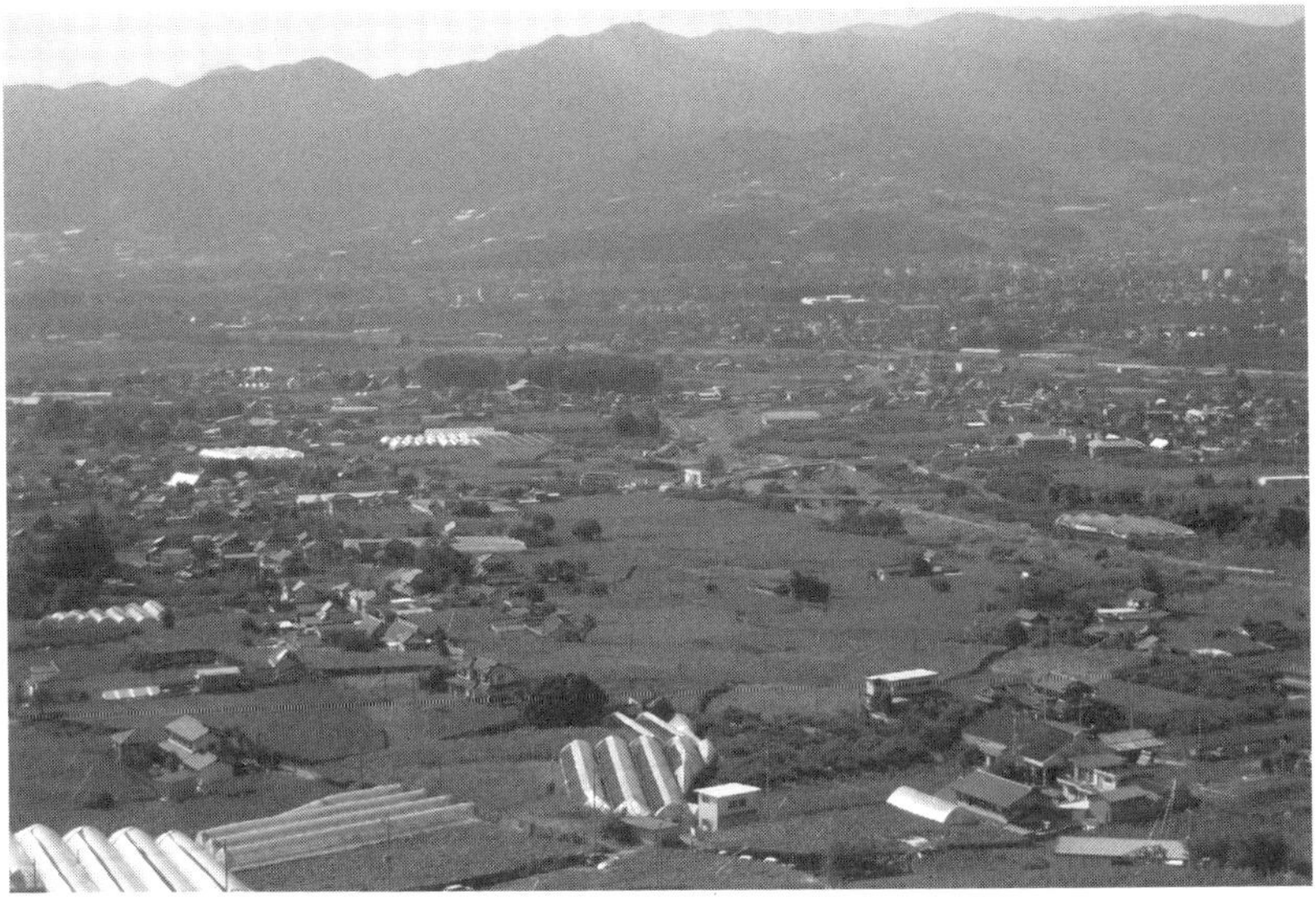

立ち寄っていた。私はその中で、坂本園により、ぶどう棚を散策させてもらった。ぶどう棚の下は甘いぶどうのかおりが漂っていた。また、ここでは各種のぶどうを試食させてもらうこともできる。

また、勝沼町の小高い丘の上には、ぶどうの丘があり、宿泊施設、販売コーナー、レストラン、展望台などがあり、販売コーナーでは、この勝沼一帯で作られたワインがほとんどそろっている。また、レストランでは甲州ワインを飲めるだけでなく、ワインを使った料理まで食べることができる。

展望台から見る甲州盆地はすばらしく、ぶどう畑が山裾まで延びていることがわかる。このぶどうの丘までは、ＪＲの勝沼ぶどう郷駅から歩いて15分ほどである。

鵠沼、金木犀の住宅街（神奈川県藤沢市）

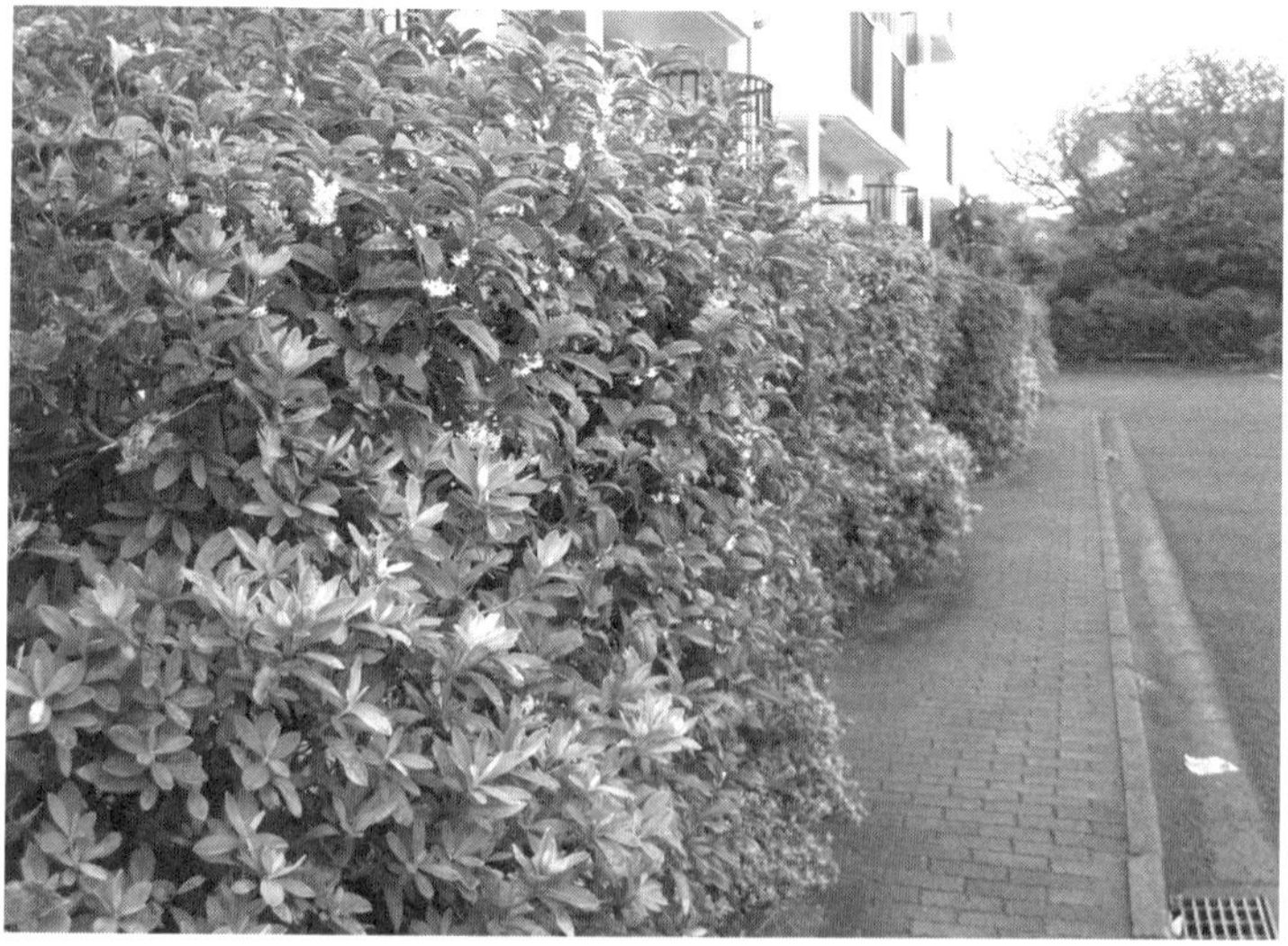

　副都心新宿から小田急線に約1時間乗ると、本鵠沼《ほんくげぬま》の駅に着く。副都心の高層ビル街とはまったく異なり、街全体は住宅街である。駅をおり、線路を横切り、線路の西側の道を歩いてみた。私が訪れたのは、10月の初旬であったので、まさに金木犀が咲き始め、歩いている間、かおりの濃淡はあるものの、かおりがどこでも感じられた。金木犀の花は小さな黄色の花で、緑色の葉とは対照的で、遠くからでも金木犀の木であることはわかる。線路沿いの道を歩いているとかなり強いかおりがしたので、見回してみると、高さが5mほどもありそうな、金木犀の巨木を見つけた。脇道にはいってみると、多くの家で金木犀を見つけることができた。生け垣に金木犀の木を植えている家も多い。

　ついつい、次の駅である鵠沼海岸駅まで歩いてしまった。この鵠沼地区は街全体が、金木犀のかおりで満ちあふれているようであった。かおり風景100選の中でも、このように民家が中心となってかおりの街を作っているのは珍しい。街づくりのひとつの手本になるような気がする。

もう10年以上前の話になるが、私は父と、中国の桂林を訪ねたことがある。訪ねたのは、ちょうど10月で桂林の街にはいると、この鵠沼地区と同様に、金木犀のかおりが漂ってきた。ガイドの話では、10月の桂林は金木犀のかおりでいっぱいになるという。また、桂林という名前は、中国では金木犀の木をいうらしい。鵠沼地区を歩いて、かおりを嗅いでいると、桂林が思い出された。

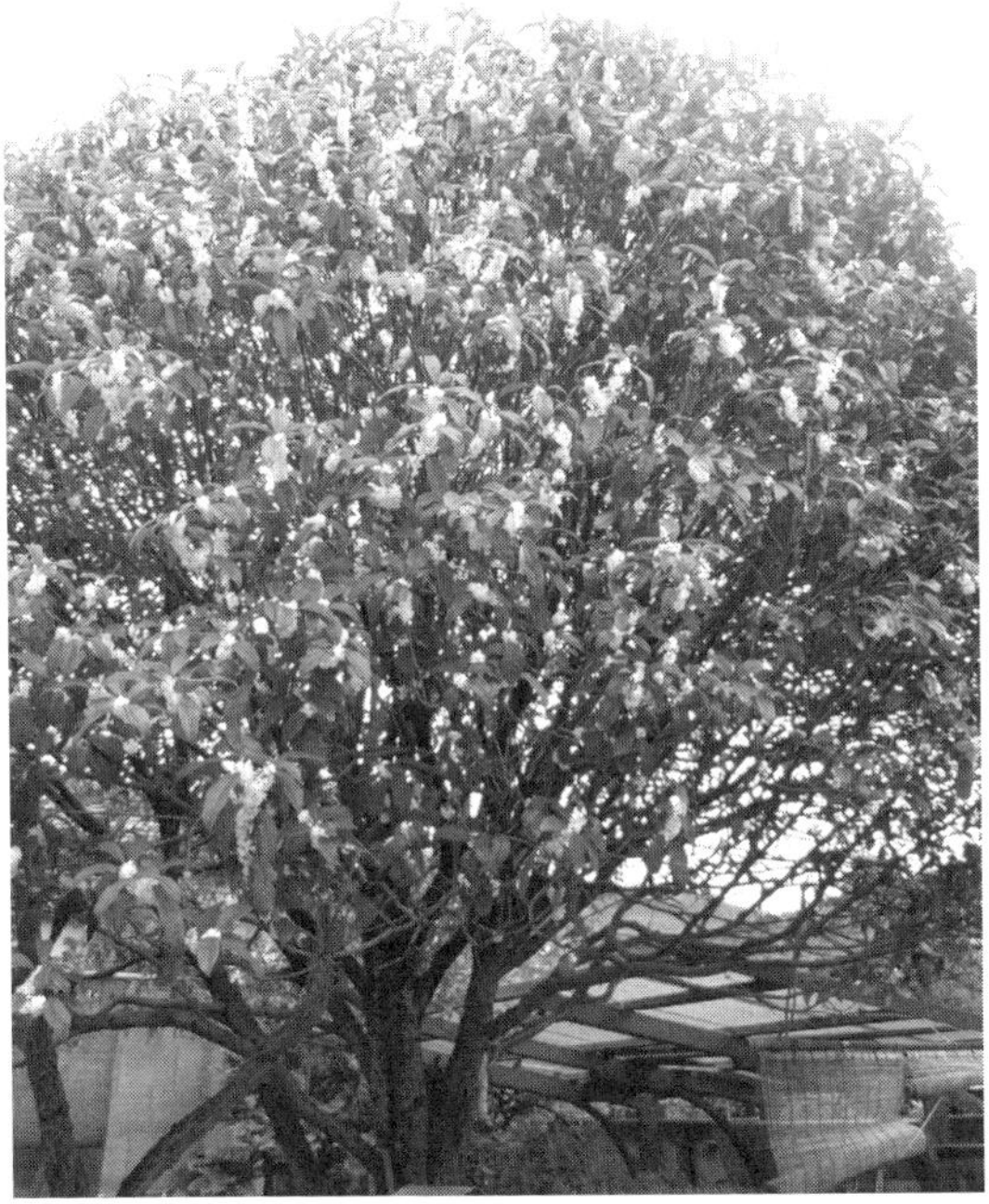

鵠沼海岸から帰りの電車に乗り、窓の外を見てみると、藤沢駅に着く間あちこちで金木犀の木を見つけることができた。久しぶりに懐かしいかおりを嗅ぐことができた1日であった。

金木犀の木は、あらゆるところで見ることができるが、街全体で、面として金木犀を育て大事にしているのは鵠沼地区以外にないのではないだろうか。

半田の酢と酒、蔵の町（愛知県半田市）

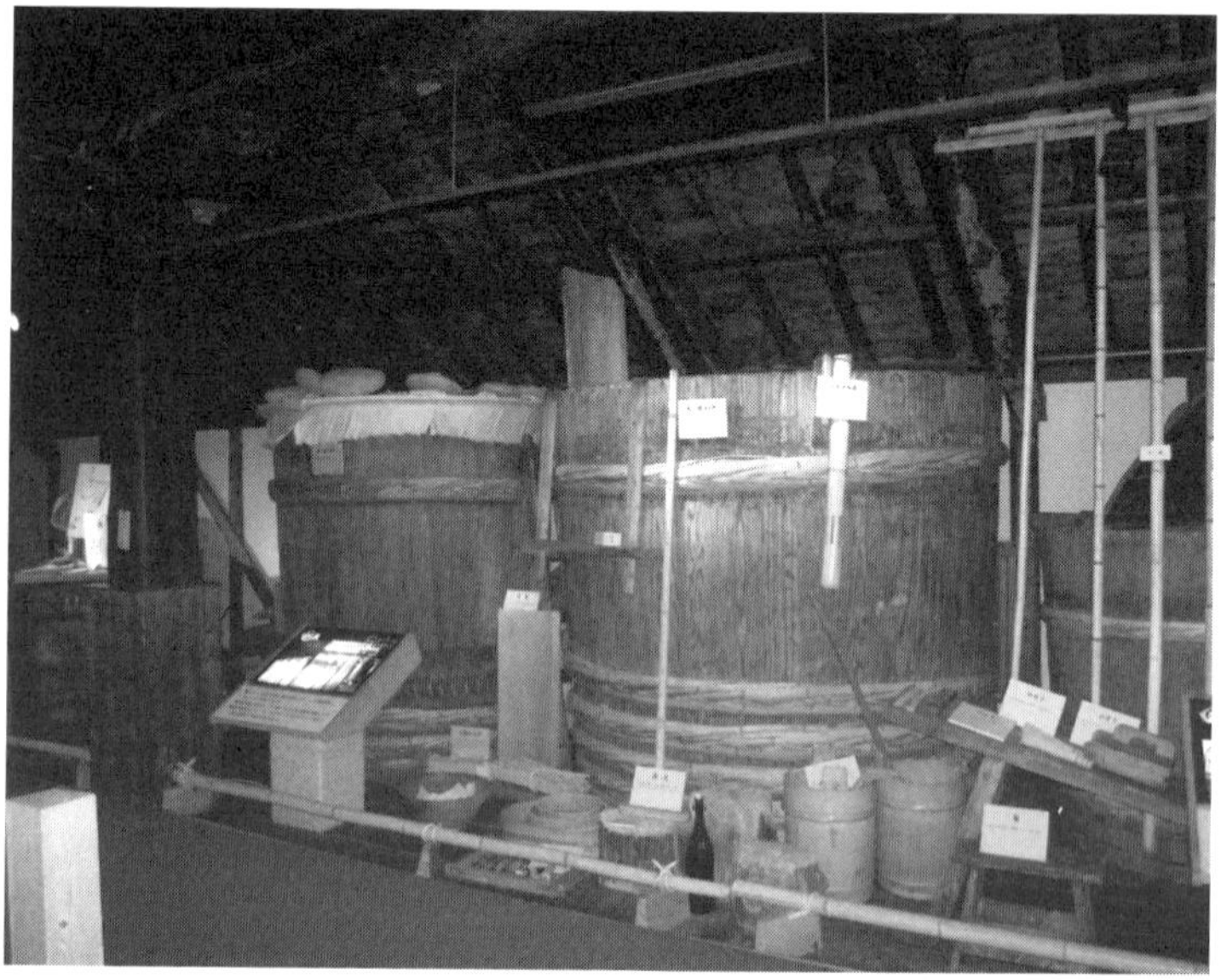

半田市は愛知県南西部、知多半島の根元に位置する。名古屋から東海道線快速で約15分程乗り、大府駅で武豊線に乗り換え25分ほど乗ると半田駅に到着する。半田における酢の歴史は古く、ミツカンは２００年前の創業と聞く。日本の酢を論じるとき、避けては通れない場所であり、今でもその歴史の面影を感じることができる。この地は昔から酒、醤油などの醸造業が栄えていた。江戸中期より酒粕を用いた酢の醸造が始まると、樽詰めされた酢は、江戸に運ばれたらしい。

私は12月の始めに半田を訪ねた。半田駅から東に5分ほど歩くと十ケ川にぶつかる。川にかかる源兵衛橋の南側がミツカンの工場地帯である。工場は木製で造られ、黒基調の建物は、なにか重厚な歴史が感じられる。この一角に博物

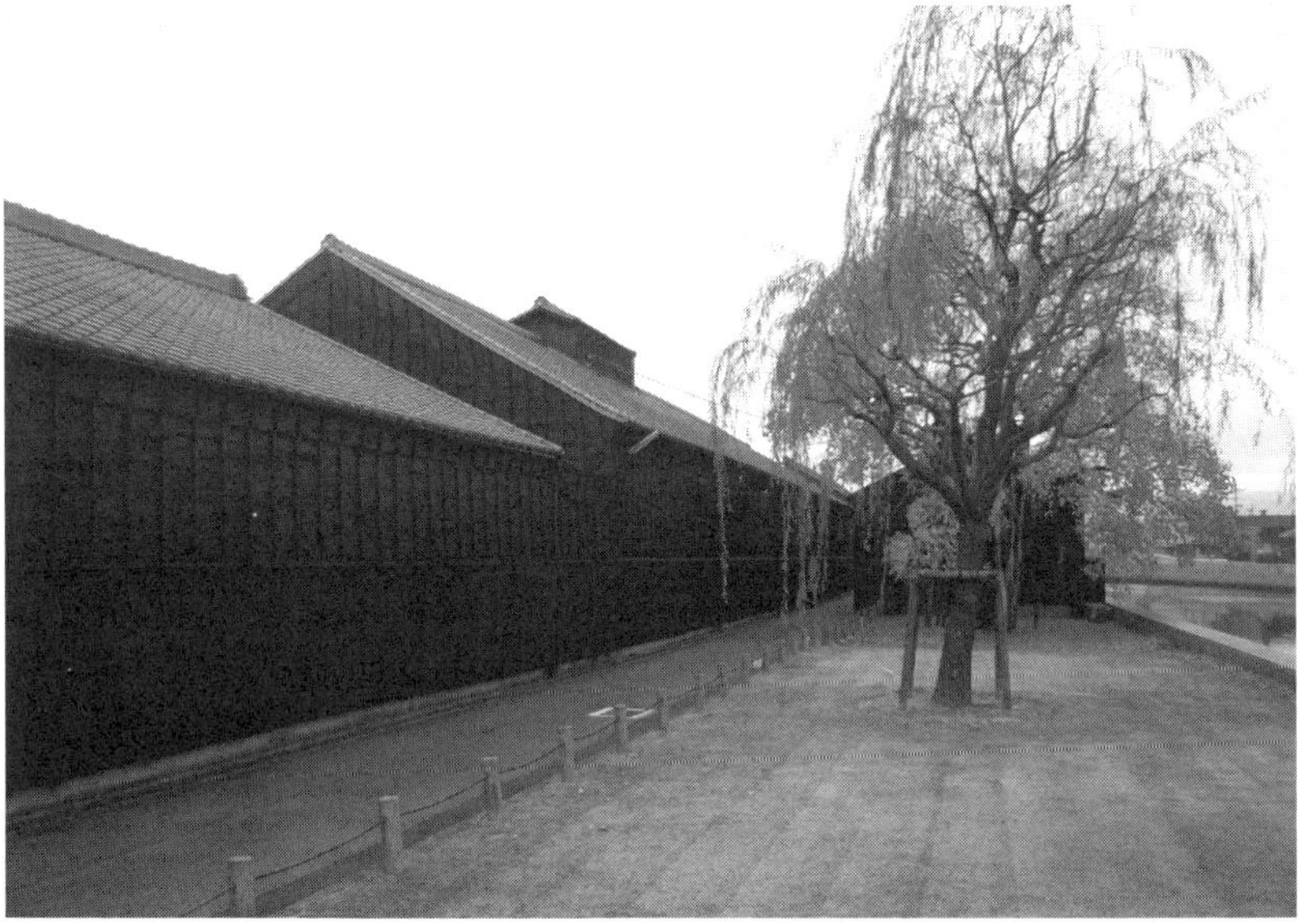

館酢の里がある。ここでは1時間のコースで、江戸時代から現在までの酢づくりの歴史や製造工程などが見学できる。この場所を訪ねた人はかならずこの博物館を訪ねることをお勧めしたい。この界隈をぶらぶら歩くだけで江戸時代に戻った感じになる。十ケ川沿いを北に歩くと川沿いに醤油工場を見ることができる。この工場も建物は木造で黒塗り。この一帯の建物がこの街の風情を作っている。

源兵衛橋の北西には川沿いに酒の文化館がある。江戸と上方の中間に位置するこの地は江戸時代から酒作りが盛んで、國盛《くにざかり》の蔵元が創設したものである。2階には、仕込みや酒の貯蔵のために使われた大桶をはじめ、昔の酒造りに使われた各種の道具が展示されている。館内では、酒造りの映画も上映され、また利き酒の体験もできる。ここでもいろいろ話を聞くことができた。

竹富島の海と花のかおり

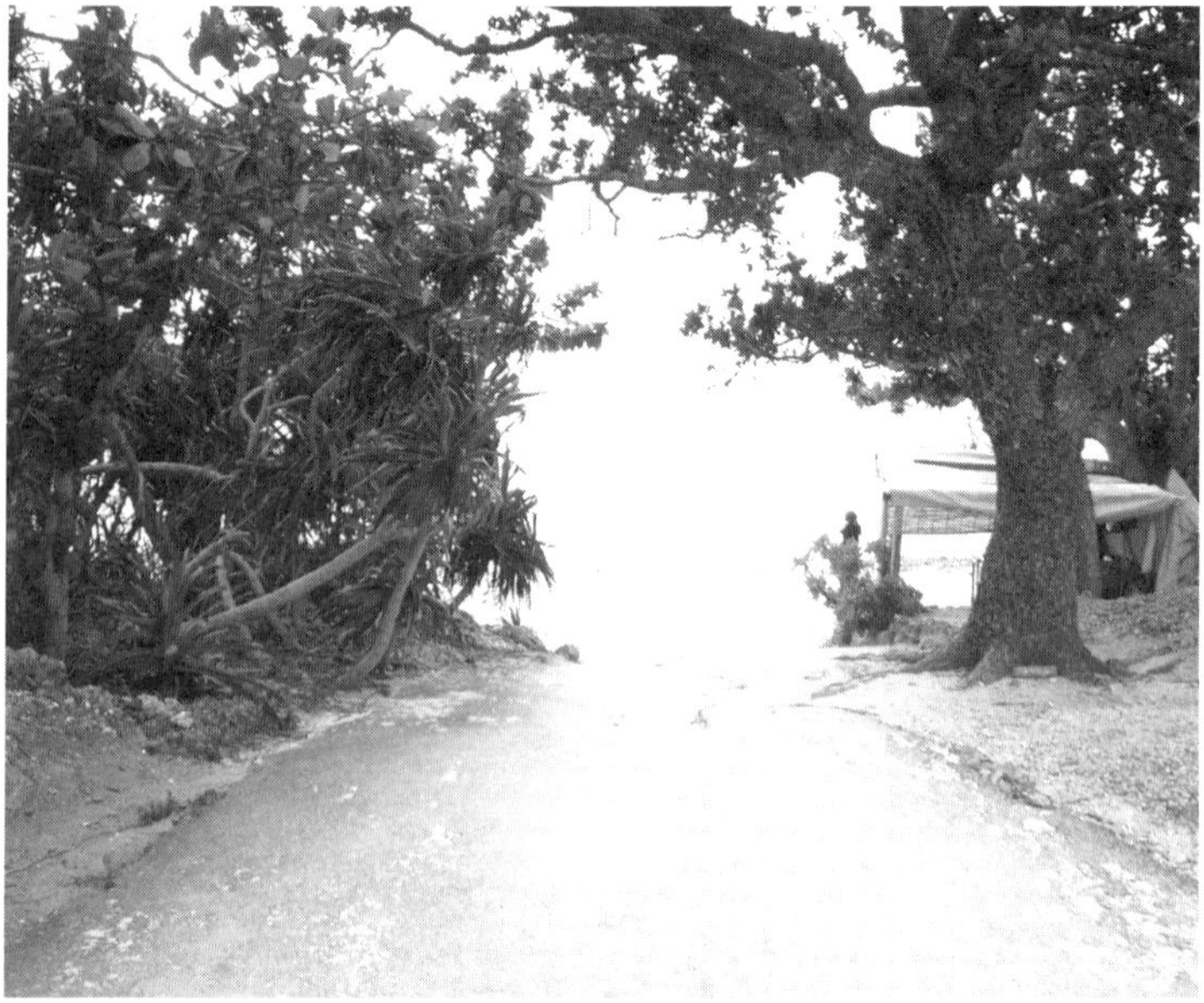

竹富島は沖縄県石垣島と西表島の間に位置する面積5・42km^2の小さな島で、人口は4千人あまりである。竹富島がかおり風景100選に選考されたのは海のかおりと並んで花のかおりが対象になった。通常ならブーゲンビリアやハイビスカスが島内を咲き乱れているのであろうが、私が訪ねたのが残念ながら2月末であったため、これらの花には気がつかなかった。私は石垣島を訪ねたついでに竹富島を急に訪ねることにしたため、2時間程度の短い滞在であった。そのため、いろいろな花にめぐり合えなかったのかもしれない。

石垣島から船に乗り、10分ほどで竹富港に着く、島ではレンタサイクルで1時間ほど島内を巡ってみた。沖縄の島の中で、石垣島、宮古島は本土や沖縄本島と比較して長閑な感

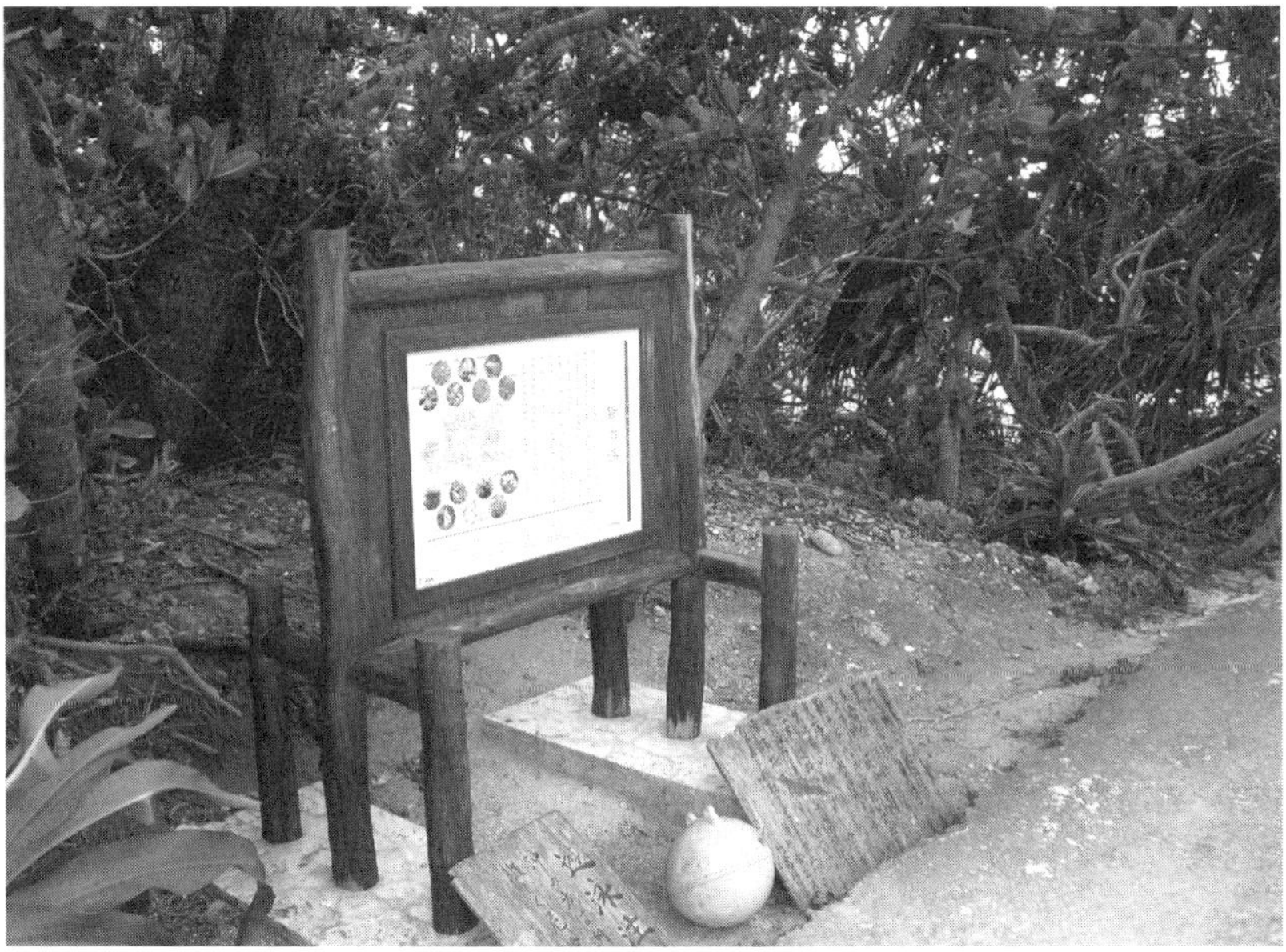

じがするが、この竹富島は、これらの両島より更に長閑であり、まったく時を忘れるほど自然に戻った感じがする。道路は珊瑚礁の残骸でできており、高い建物もないのが、そのような脱都会的な気持ちにさせてくれているのかもしれない。星砂で有名な皆治浜《かいじ》に出てみると、観光シーズンではなかったためか、人はおらず、星砂を売る売店があるだけである。花のかおりは嗅げなかったが、海のかおりと島の長閑な自然のかおりは十分に嗅ぐことができた。

今回は、あわただしい旅であったが、次回はぜひ季節を変えて、十分時間をとって訪ねてみたいと思っている。

東西両本願寺仏具店界隈

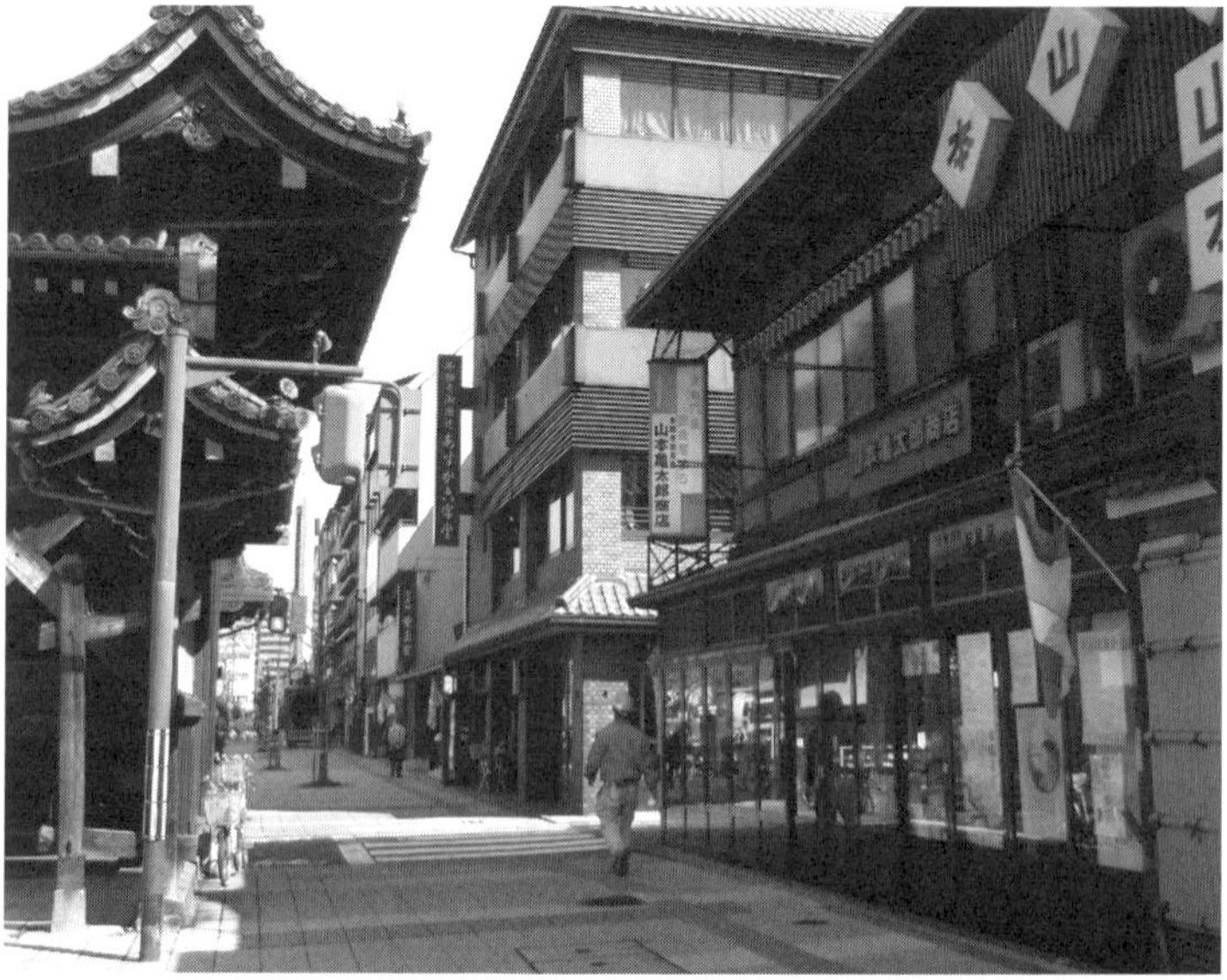

東西両本願寺はＪＲ京都駅の北側に位置し、駅からも近いことから、京都を訪ねた人は一度は訪ねたことのある寺である。両本願寺に挟まれた東西３００ｍ、南北４００ｍの範囲には仏具店が多く存在する地域であるが、私は今まで一度もこの地域を散策したことがなかったので、楽しみにしながら歩いてみた。仏具というと、まず仏壇や数珠を思い浮かべるが、これらを売る店だけでなく、法衣専門の店、和ロウソクの店などもあり、この一帯が本願寺とも関わりの強いことがわかる。堀川通りを隔てて西本願寺の正面に位置する仏具店「あすか六字堂」に入ってみた。このお店は創業が１８８８（明治21）年ということで１２０年以上の歴史を持つ。陳列されている数珠を見せてもらったが、黒檀で作られた素晴らしいものも多く、せっか

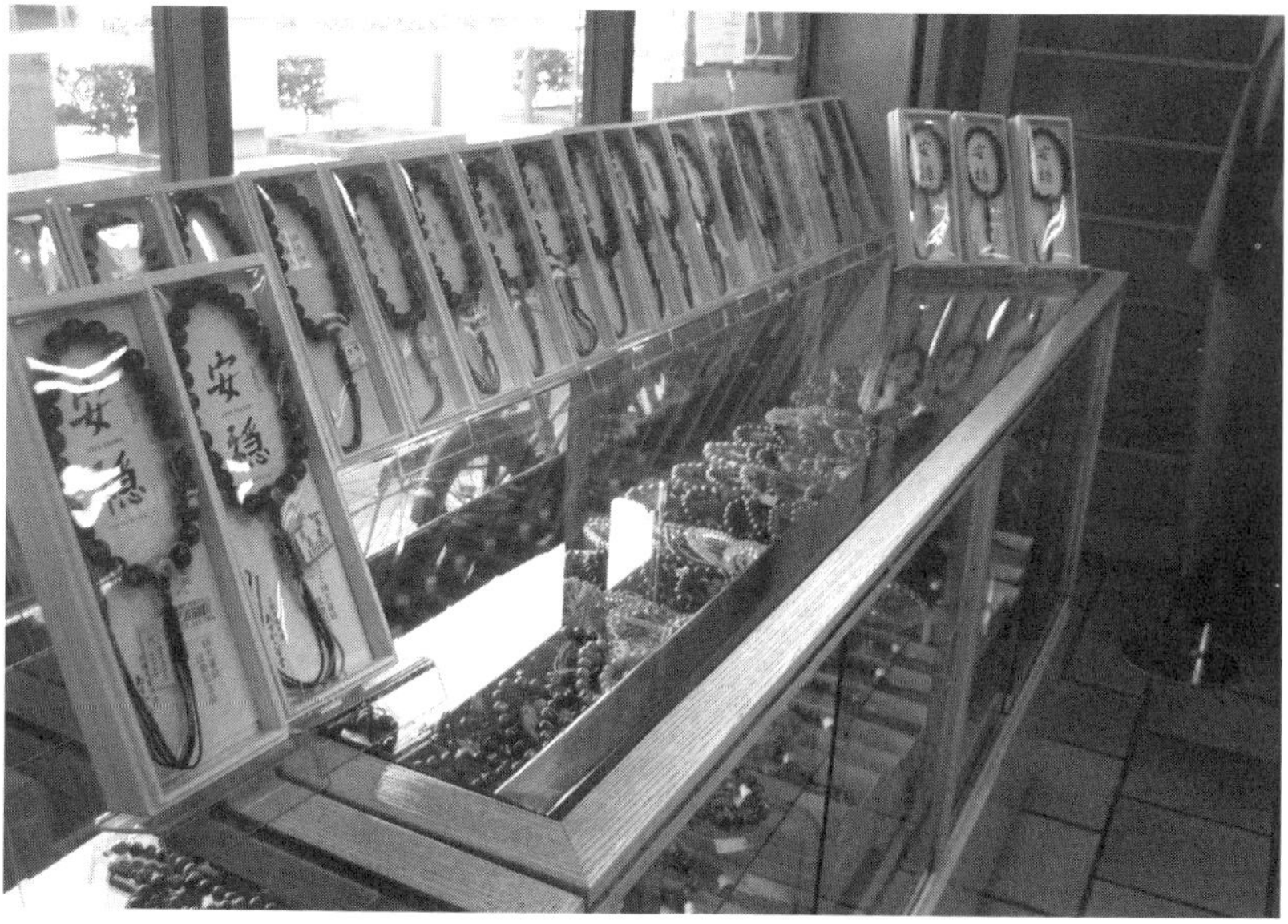

くの機会なので白檀で作られた数珠のかおりを嗅がせていただいた。仏壇、仏具を扱うお店は、古い伝統的なものを扱う店がほとんどであるが、現代的なマンションにでも合うような新しい感覚の仏壇を扱っているお店もあり、時代の流れを感じてしまう。

私が散策したのは3月の下旬であったが、時期の割には気温も高く、長閑なよい日であった。そのためか、観光客をはじめ両本願寺にお参りする人は多く、込み合っていた。しかし、両本願寺の間に位置するこの界隈を散策する人は少なく、隠れた穴場かもしれない。表通りを歩くより、裏道を歩くことをお勧めしたい。思わぬ懐かしさに巡り会う界隈である。

伏見の酒蔵

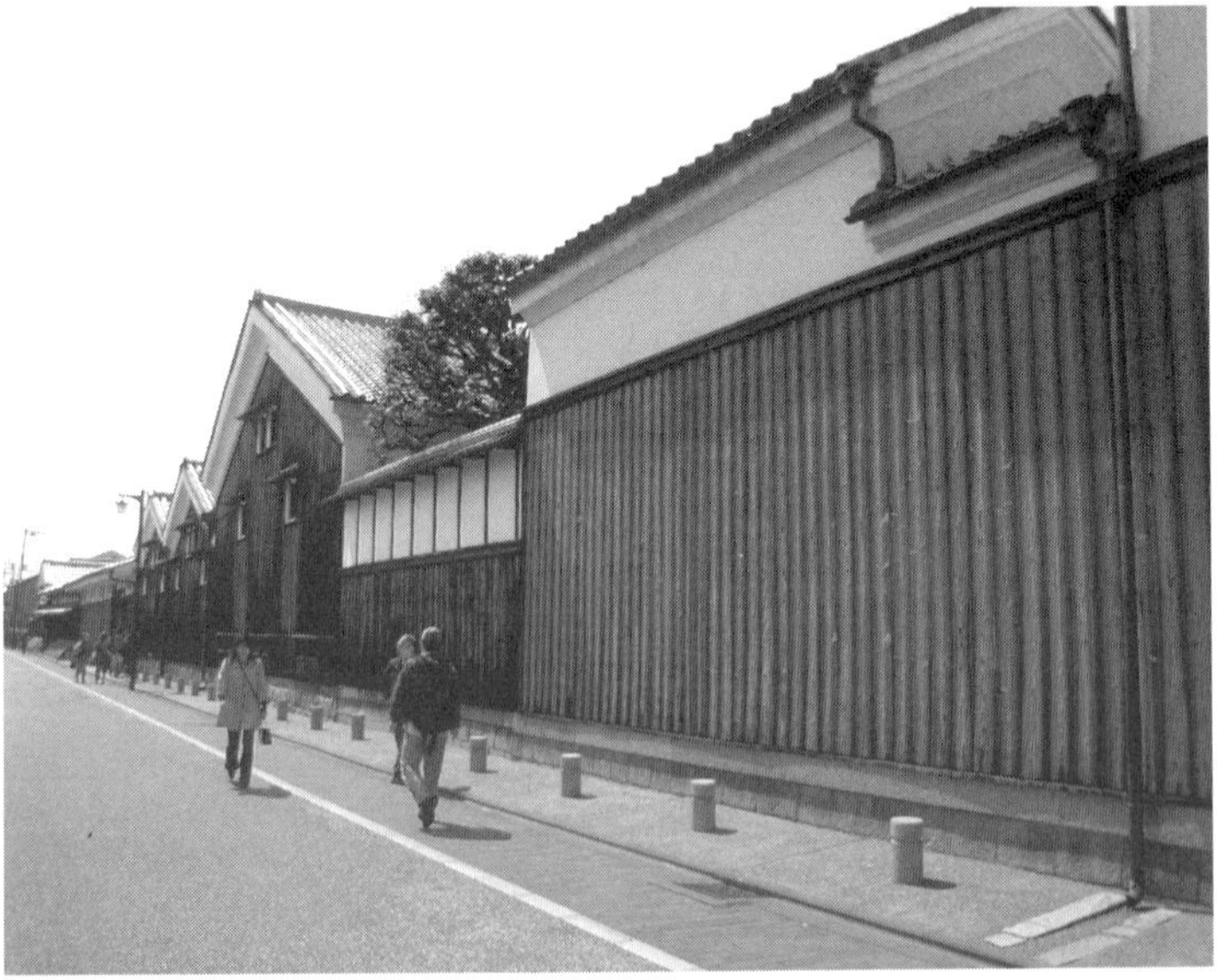

京都伏見区内の南浜を中心とする地域は多くの酒造会社が点在しており、冬季には新酒のかおりが漂うといわれている。伏見の酒といえば、酒好きの人だけでなく、多くの人が知っているほど名が通っている。京都駅から近鉄に乗り、丹波橋で乗り換え、中書島駅で降りた。中書島駅から北に数分歩いたところに黄桜酒造の黄桜カッパカントリーがある。ここでは酒造りの歴史、黄桜の歴史などを展示している。また、日本酒やできたての地ビールを味わうこともできる。館内はほんのり酒のかおりが漂う。カッパカントリーの中庭には、まさに桜の一種である「黄桜」が植えられた広場があるが、私が訪ねたときは花を付けるにはまだ早かったようで、つぼみが膨らんでいる状態であった。

また、この地域には月桂冠大倉記念館もある。

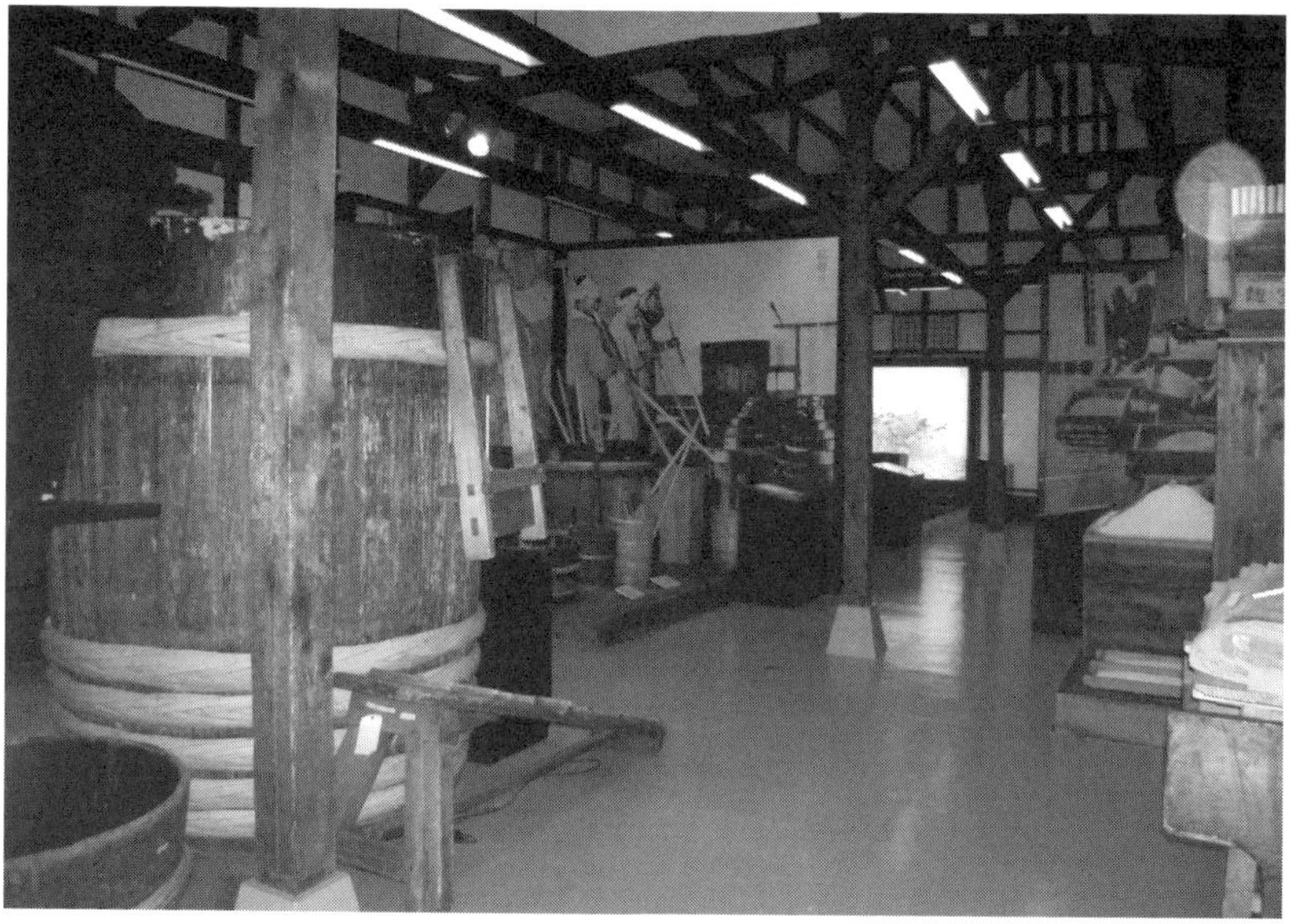

１６３７（寛永14）年に創業した月桂冠の創業地である。ここでも酒造りの歴史などを見ることができる。この伏見の地域は、水がよいことが酒造りに適していたのであるが、この記念館の中にも古い井戸があり、誰もが飲めるようになっている。館内は酒のにおいだけでなく、奈良漬けのにおい、酒粕のにおいもほんのり漂っている。

この地域は、豊臣秀吉が作った城下町のなごりを訪ねる歴史散策が楽しめる所でもある。坂本龍馬が常宿にし、薩摩・長州との連絡に使っていたといわれる寺田屋もある。また、この地域の河川は護岸を整備し、人びとの憩いの場所になっている。一日ぶらっと散策しても楽しい場所である。

宇治平等院表参道茶のかおり

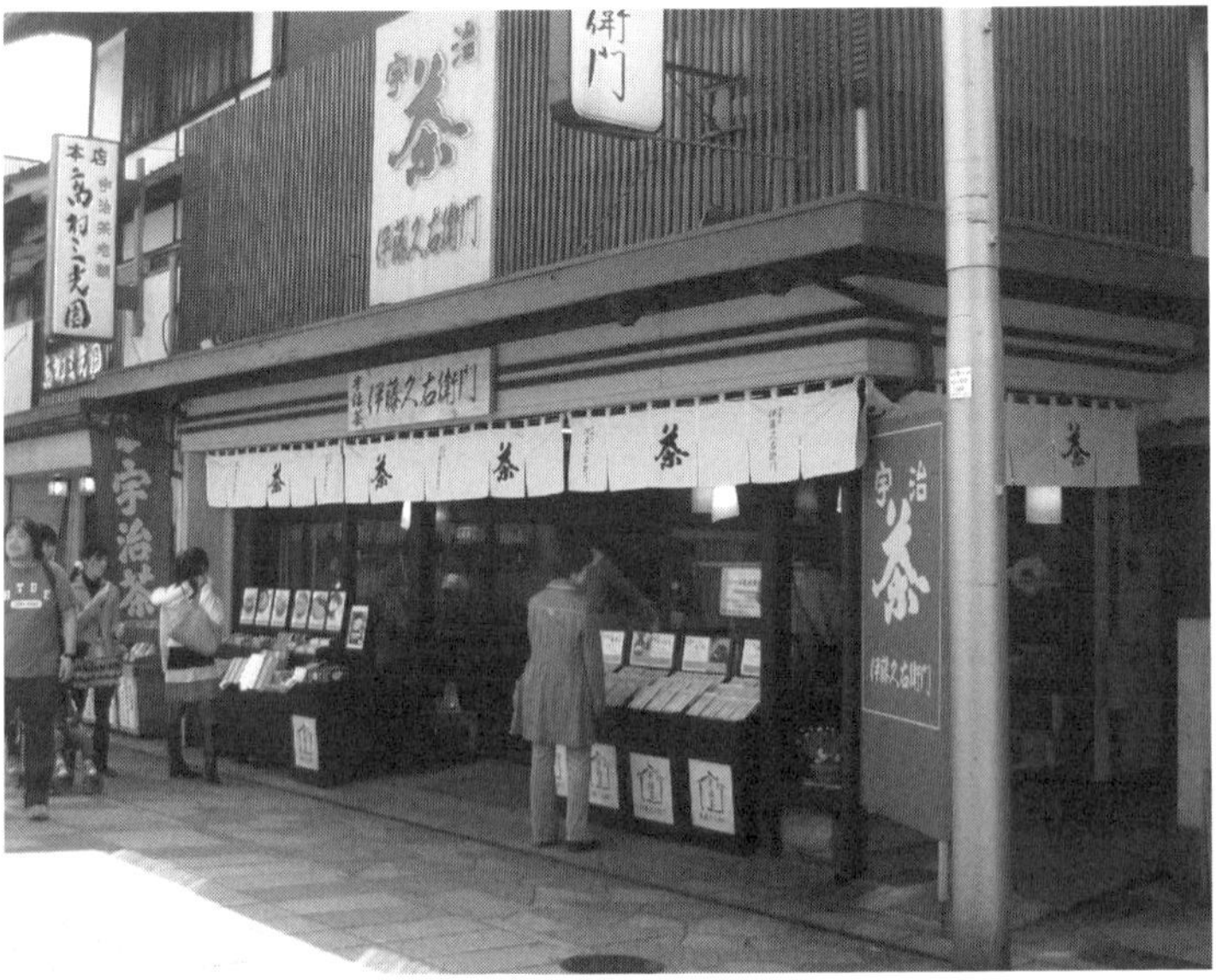

京都から京阪電車に乗り、中書橋で乗り換え、終点の宇治駅で降りると目の前に宇治川が蕩々と流れていた。宇治川にかかる宇治橋を渡ると、宇治平等院の表参道入口になる。そこにきて私がビックリしたのは、表参道入口にかおり風景１００選に選考されたことを記念した立派な石碑が建てられていたのである。この石碑から宇治平等院までの１６０ｍ程の街並みが平等院表参道である。両側には御茶屋さんや茶蕎麦を食べさせる店、お茶と和菓子が食べられる店などが軒を並べている。宇治は静岡、八女、狭山など並び、茶所として昔から誰にでも知られている。

この表参道は人通りも多く、昔から平等院を参拝する人びとの楽しみの場所になっていることがわかる。ほうじ茶を煎る店もあり、茶のか

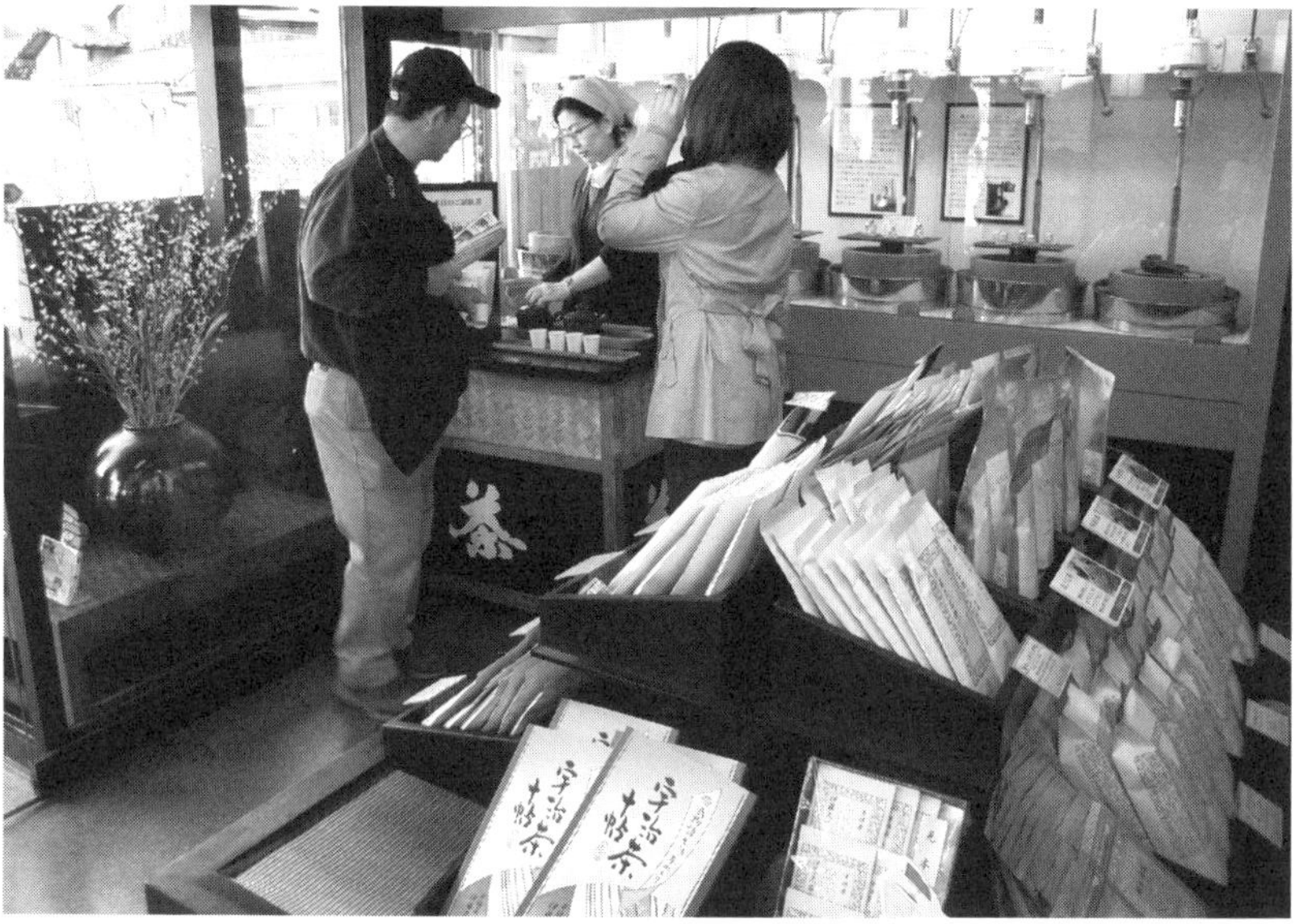

おりが漂ってくる。私は東京で育ったが、小さいときからお茶屋さんの前を歩くのが好きで、ほうじ茶の香ばしいかおりが大好きだったことを思い出す。表参道の入口に近い伊藤久右衛門店に入ってみた。店には煎茶と並んで、かぶせ茶が並んでいた。私は茶に詳しくないので、かぶせ茶の作り方を教わった。茶の葉がある程度のびたところで、黒いネットをかぶせ、日射量を制限するらしい。こうすると、甘みが増すという。お茶を一杯いただき、土産を求め、店を出た。

宇治平等院は10円玉でも有名であるが、周りを囲んだ阿宇池に映る姿も素晴らしい。一回り参拝し、また表参道に戻ってきた。少しくたびれてきたので、山田園茶舗で冷たいお茶を飲んで疲れをいやした。店内には茶のかおりが漂っていた。

法善寺の線香

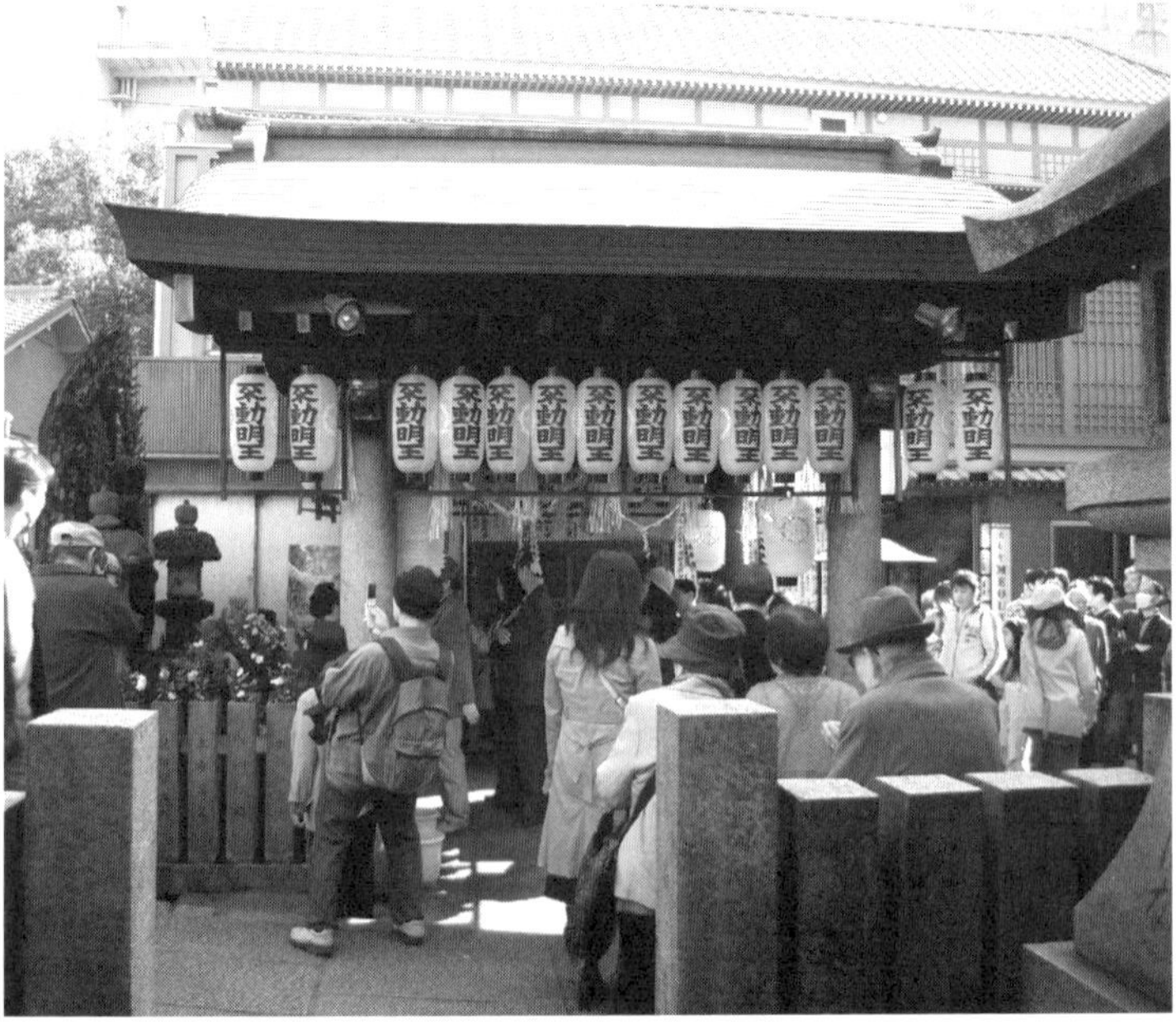

大阪で暮らしたことのない私のような人間でも、法善寺の名は知っている人は多いのではないだろうか。特に私の世代より上の人は、昔はやった藤島桓夫の「包丁一本さらしに巻いて……」で始まる「月の法善寺横町」の歌は、どこか頭の隅に残っている。私も大阪には何度も来ているが、法善寺横町は訪ねたことがなく、今回初めて来てみた。御堂筋線で「なんば」で下り、2〜3分歩くと千日前通りの北側に法善寺横町がある。ここは小料理屋、居酒屋などが軒を連ねている。商売繁盛祈願の参拝者がいつも絶えない。横丁の鳥居あたりまで来ると、線香のかおりが漂ってきた。

法善寺は空襲で本堂を焼失したが、戦後、西向不動明王（水掛け不動）と金比羅堂が

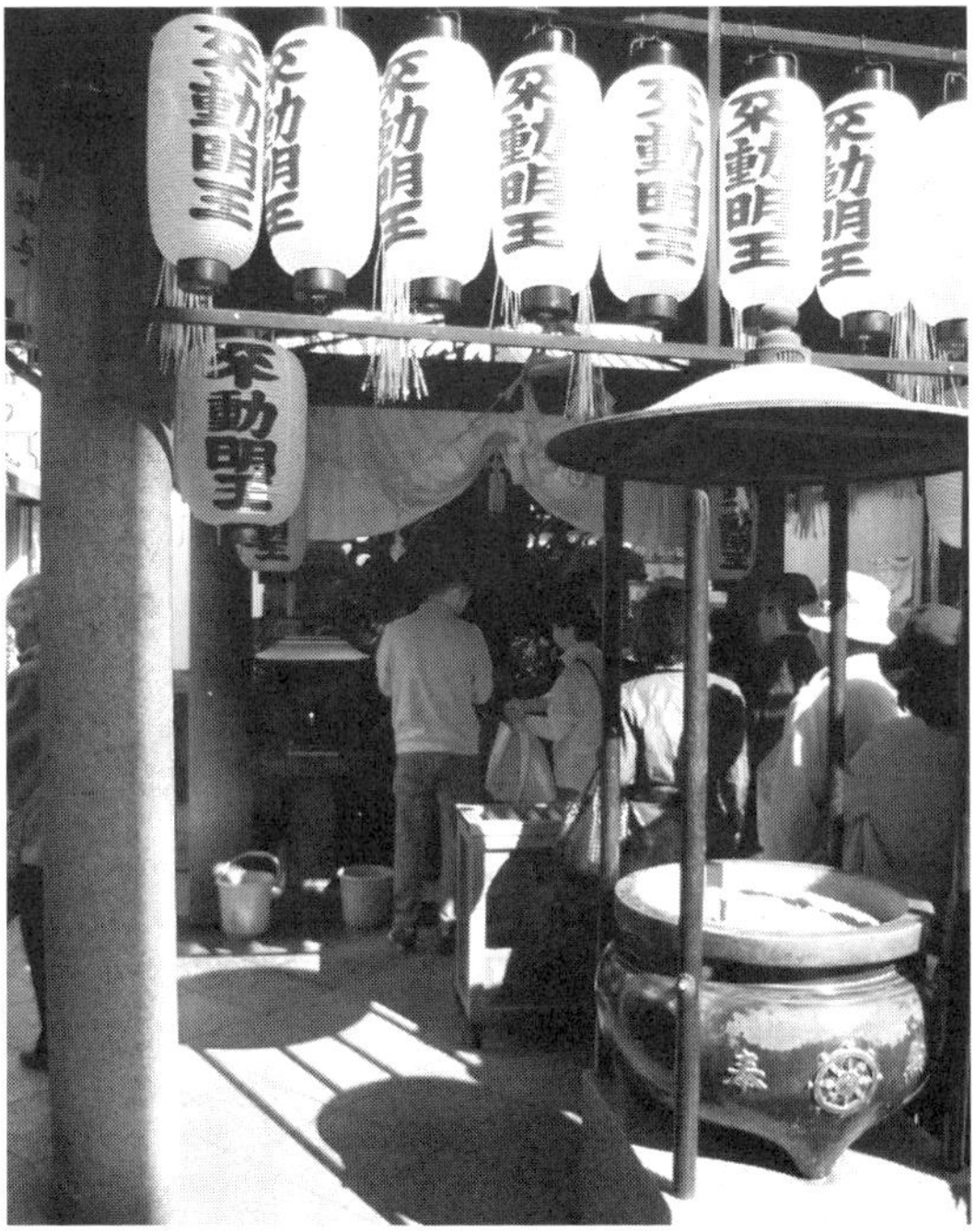

再建されたらしい。水掛け不動は、参拝する人びとが水をかけるせいか、全身が緑のコケで覆われており、本来の姿を見ることはできなかった。水掛け不動の前には、参拝する人の列ができ、鳥居近くまで数十人並んでいた。鳥居の中に入ると、どこも線香のかおりが立ち込め、情緒漂う光景であった。
法善寺横町は、繁華街の街中にある狭い場所であるが、人びとが集まり、心のよりどころになっている。大阪だけでなく、東京をはじめ高層ビルが乱立する都会においては、ぜひ残したい情緒のある場所である。このような場所には、お線香のかおりがぴったりあっているのかもしれない。

線香のかおりとして、かおり風景100選に選考されている場所はいくつかあるが、他の地域と比較してこの法善寺は、非常に狭い場所ではあるが、参拝者は絶えることはなく、列をなしている状態であった。線香を焚く人も多く、かおりが周辺にまで漂っていた。

鶴橋駅周辺のにぎわい

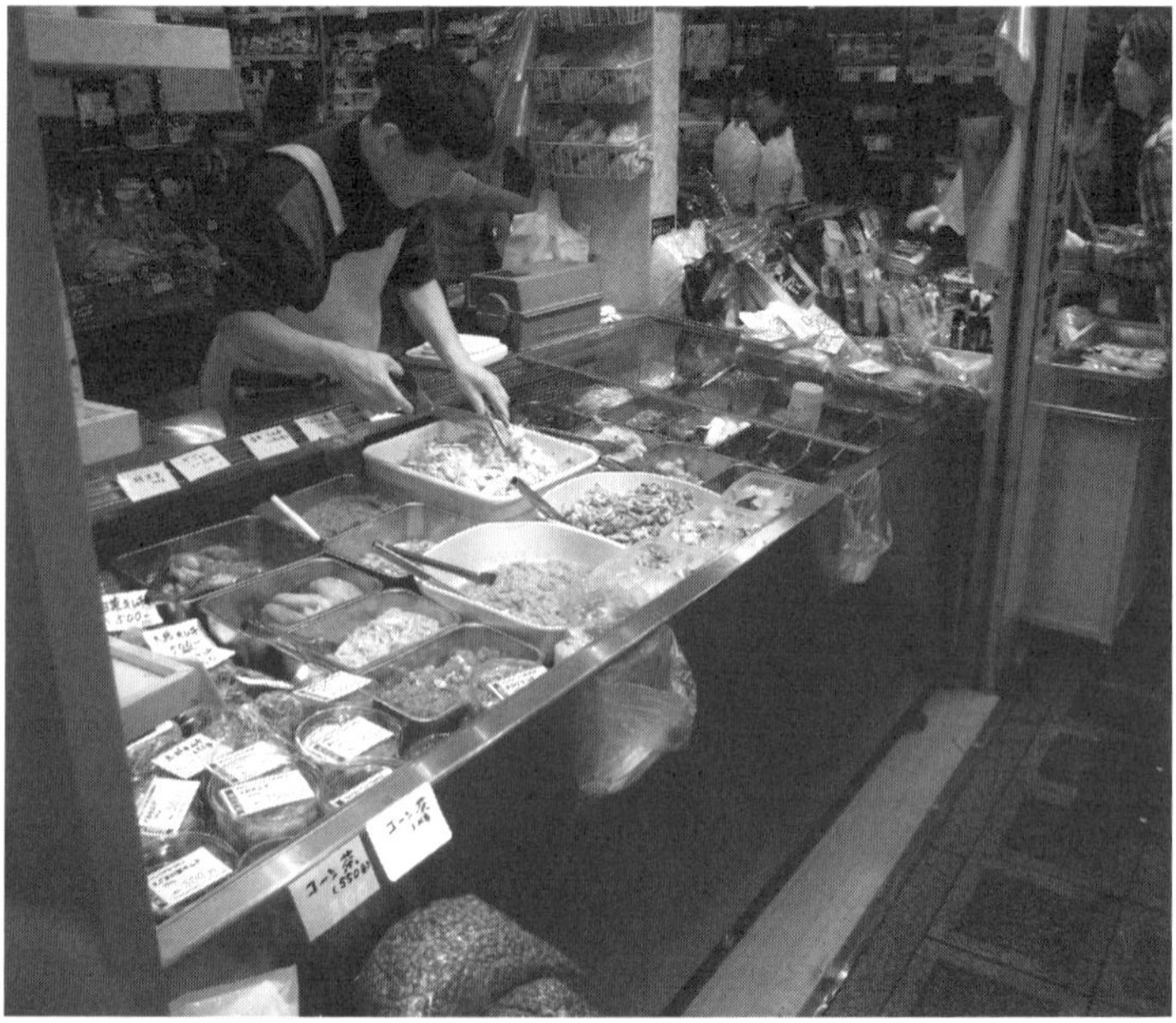

鶴橋駅には、大阪環状線、近鉄線などで行くことができる。私は以前東京都環境科学研究所で働いていたときに、何度かこの鶴橋駅に近い大阪市環境科学研究所を訪ねたことがある。そのときから、駅周辺の商店街の活気のあるにぎわいを感じていた。車も通れないほどの狭い商店街には、キムチや焼肉を売る店などが連なり、独特のかおりを感じることができる。

焼肉やキムチのにおいは、場合によるとかおりというより、むしろ悪臭として捉えられることのほうが多い。においに対する好き嫌いの問題は非常に難しい問題であり、この本でもすでに記載しているが、かおり風景１００選の選考においても議論のあったところである。悪臭苦情にもなりか

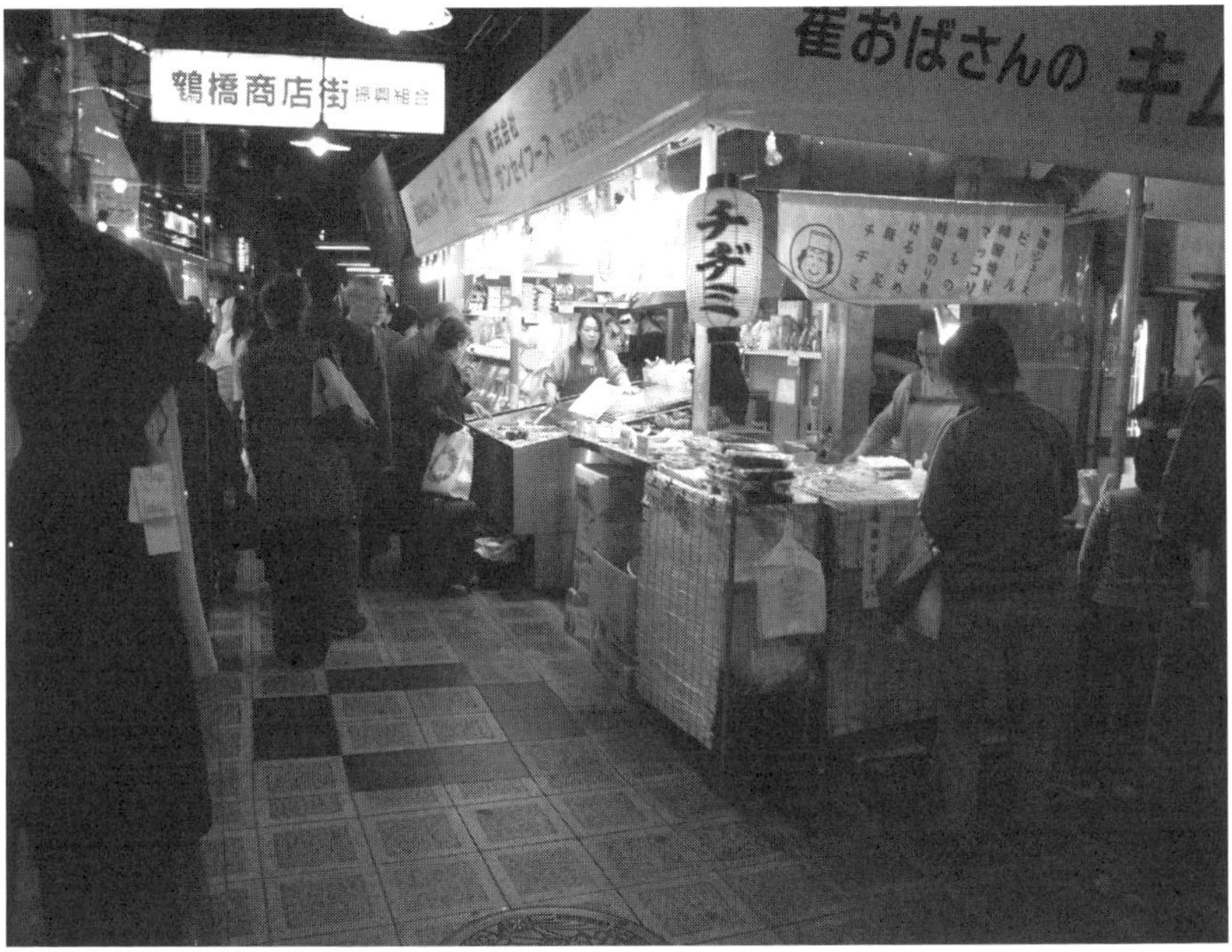

ねないこのようなにおいを100選に選考してよいのかという点であった。しかし、この鶴橋駅周辺の商店街のにおいは、戦後、戦災の中から立ち上がった関西人にとっては、元気の源であり、生きがいであったというのである。においの記憶は頭の中に長く残り、戦後頑張ってきた時代が思い出されるというのである。ここもまたすばらしいかおり風景といえる。

　大阪に来たついでに、久しぶりに夕方鶴橋駅周辺を歩いてみた。私が昔来ていた頃となんら変わりはなかった。商店街を歩いているだけで、両側の店から声がかかる。主要な駅で、この駅ほど再開発もせず戦後のままを残している駅はないのではないだろうか。いつまでも残しておきたいかおり風景である。

南くりこま一迫のゆり

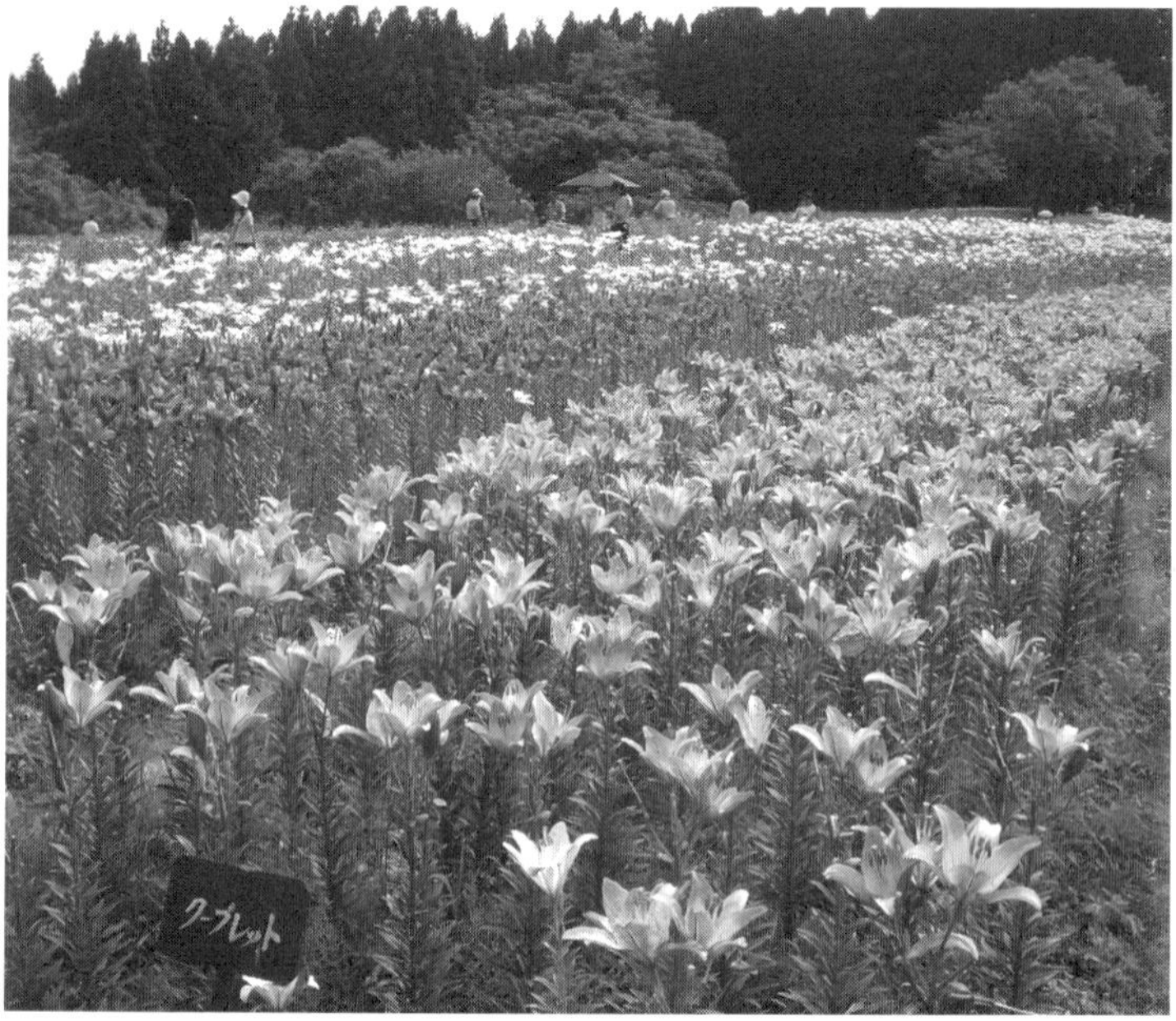

一迫町《いちはさまちょう》は宮城県の北部、栗原市に位置し、ゆり園でかおり風景100選に選ばれている。一度訪ねてみたかったのであるが、ゆりの開花時期が限られていることから、訪ねる機会がなかったが、7月の上旬丁度ユリの開花時期に訪ねることができた。新幹線のくりこま高原駅からタクシーに乗り、20分ほどでゆり園に到着した。通り雨の直後であったためか、ゆり園の入口付近では、かおりはあまり感じなかったが、園内を歩いているとゆり独特のかおりが漂ってくる。訪ねたのが日曜日であったこともあって、入園者の数は多く、皆きれいな景色とかおりを楽しんでいた。

一迫町のゆり園は、1991（平成3）年に地元有志により開設され、現在広さ

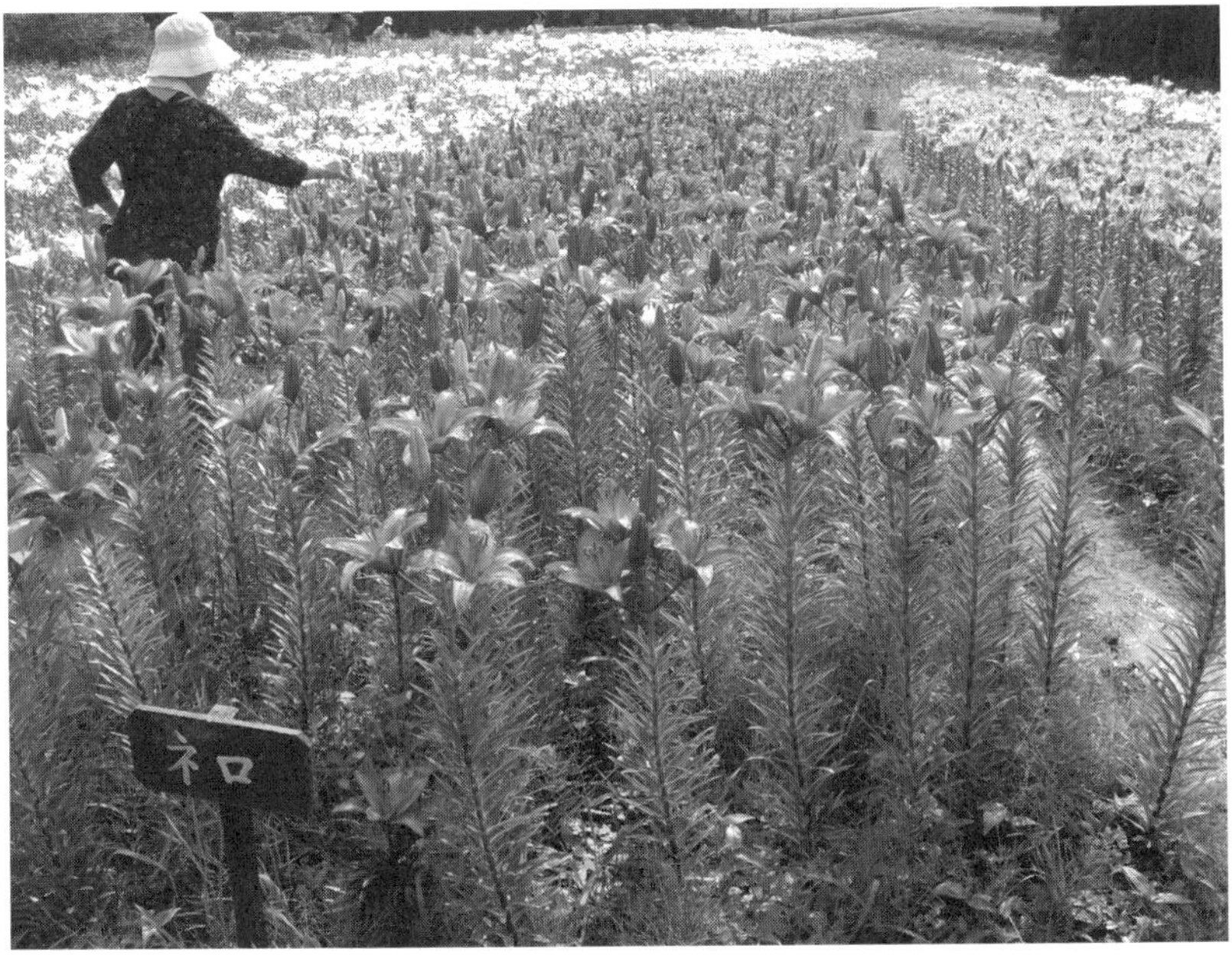

3万m^2に拡張され、200品種、15万球のゆりが植えられている。園内で、このゆり園を営んでいる、町おこしユリの会の佐藤孝幸会長に話を聞くことができた。ゆりの開花時期は年間の内2か月程であるが、それ以外の期間が土の手入れ、球根の取り出しなどでかなり忙しいらしい。また、2008（平成20）年は地震の影響で入園者はかなり少なかったということである。

園内には、ニュートン、セラノ、ラクスミ、バリトンなどが咲き乱れていた。特にビサベルサのそばを歩いていると、独特のかおりが漂ってくる。ユリの花はかおりだけではなく、色も鮮やかで赤、白、黄色など多くの色が楽しめる。足の便が多少悪いが、近くに寄ったときは必ず寄りたい場所である。

福島潟の草いきれ

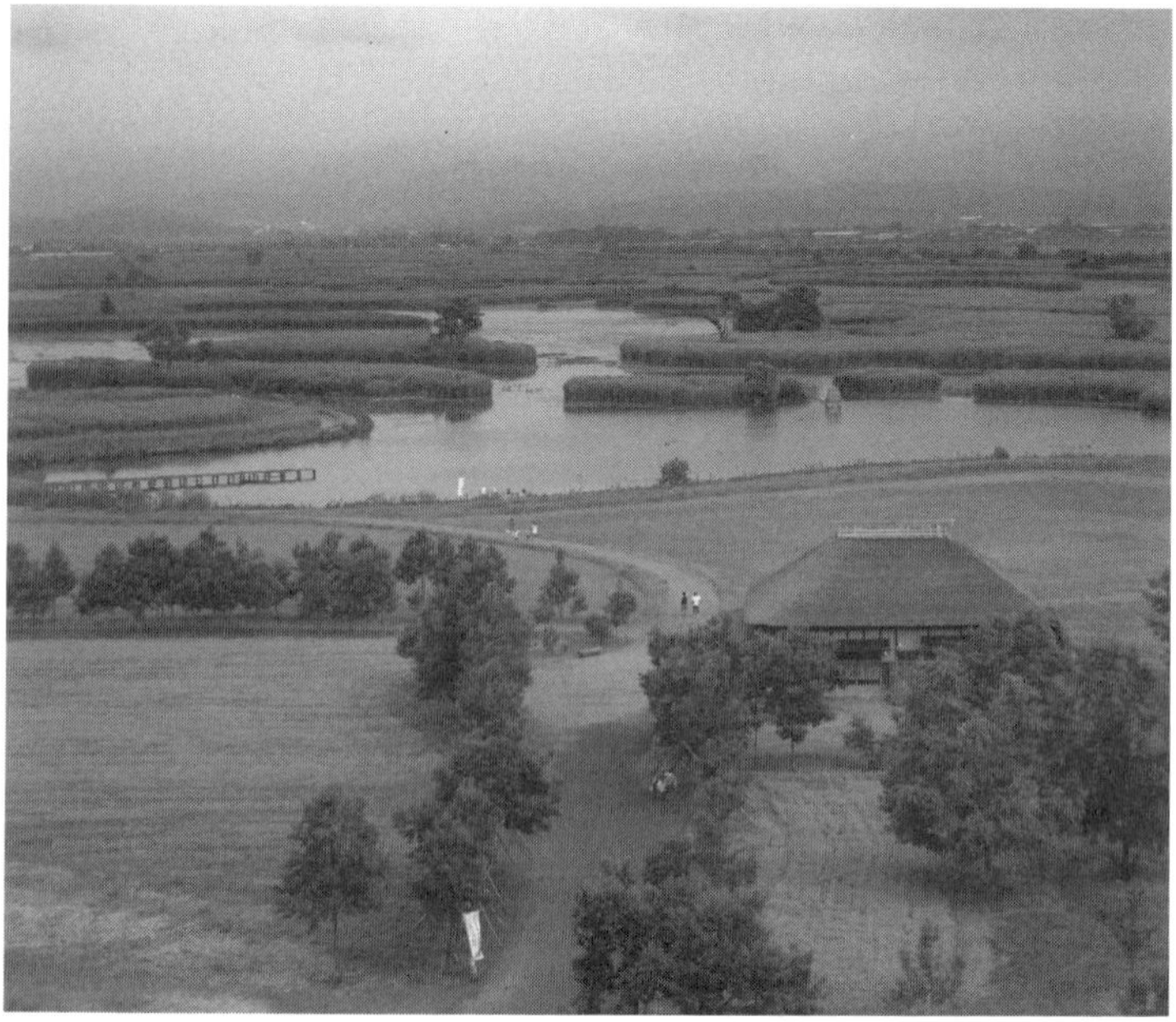

福島潟といっても、新潟県に存在する自然を残した潟である。新潟県は昔から潟が多く、埋立て、開墾などをして農地を広げてきたが、ここだけは自然のまま残された。新潟を訪ねたときは、一度訪ねたいと毎回思っていたが、なかなかかなえられず、今回は車で訪ねることになった。福島潟の北側に6階建ての水の駅「ビュー福島潟」がある。屋上からは福島潟の全景が一望できる。また、4階では、その場でリモコン操作により福島潟の中を何処でもライブで観察できる映像装置が設置されており、ボランティアが30分ほど親切に説明してくれた。野鳥も200種類以上確認されているらしい。また、植物も豊富で、多くはヨシ（葦）であり、一時絶滅したと思われてい

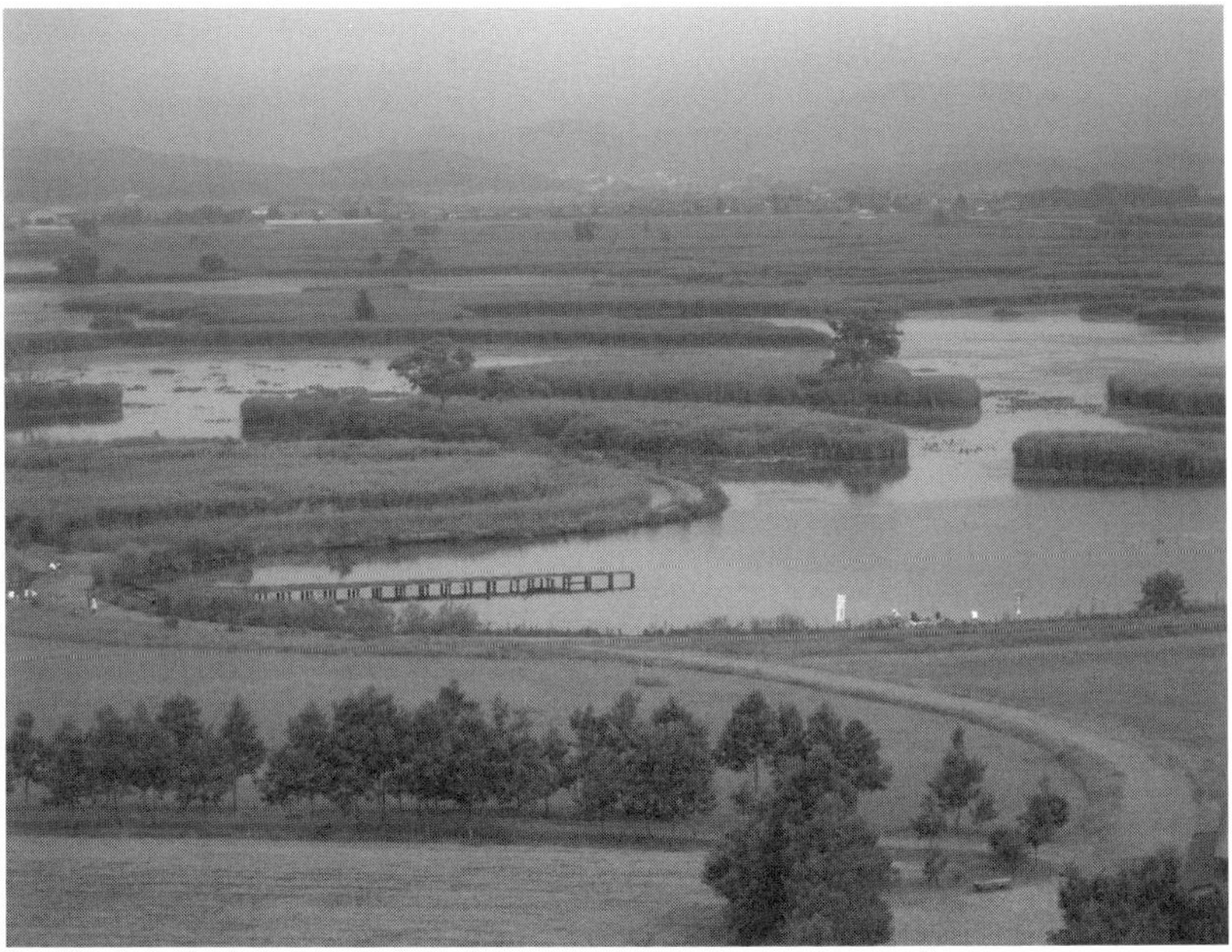

たオニバスも近年増え始めているとのことであった。水辺のそばは背丈もあるヨシに覆われており、まさに草いきれを感じる。
　近くには、この福島潟を開いた市島家の邸宅が残され、新潟県の指定文化財になっている。この市島邸は敷地8千坪余りであり，建坪も600坪に及び、建物の大半は明治初期に建てられているらしい。建物の中は簡素ではあるが、庭園を含め自然と一体になっている感じがした。ここに残されていた湖月閣は1995（平成7）年の新潟県北部地震により全壊したが、まだ当時の面影をそのまま残している。
　福島潟のそばに月岡温泉がある。その日は月岡温泉に宿をとった。

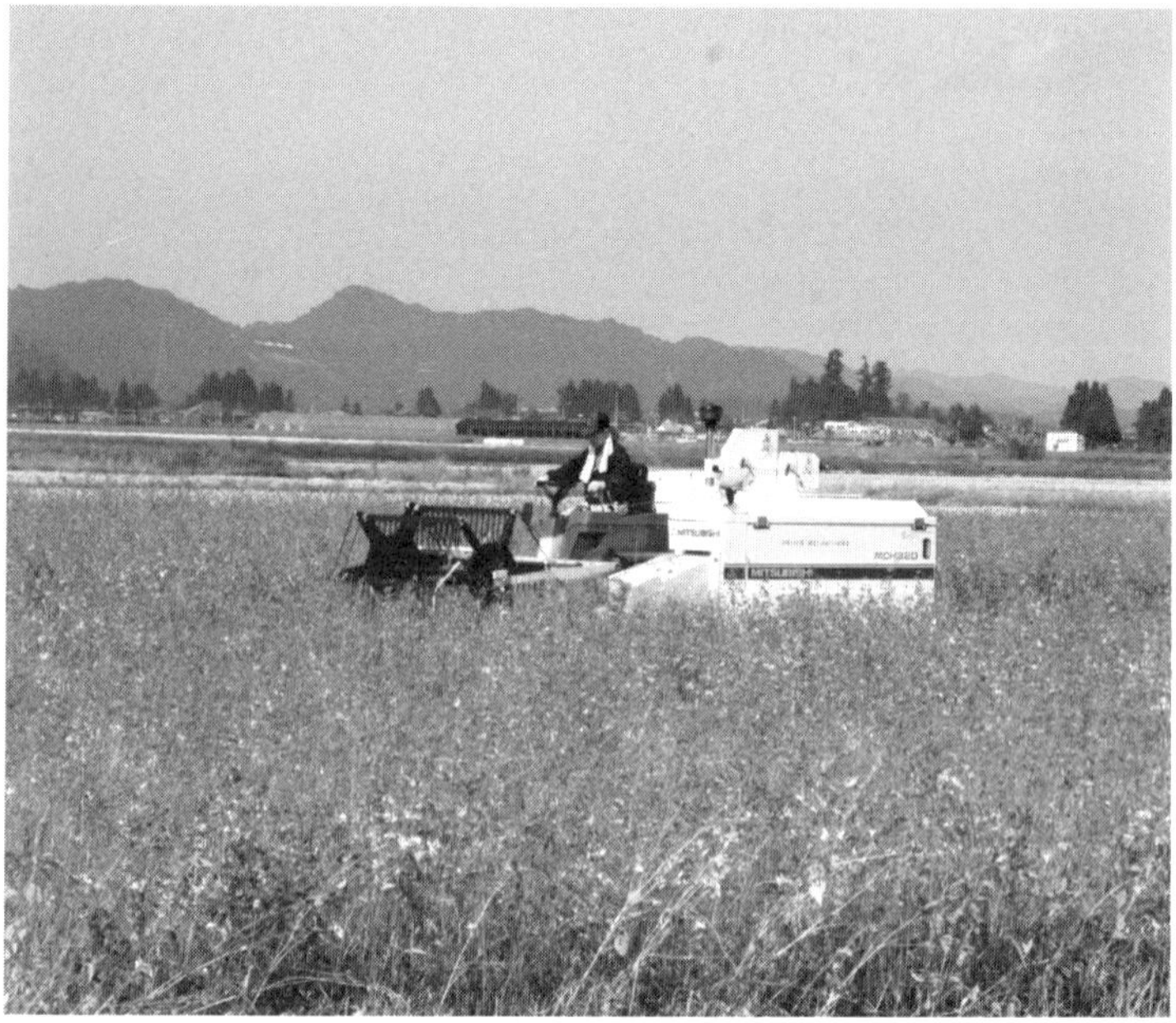

大石田町そばの里

　ソバのかおりで100選に選ばれた大石田町は山形県の中北部に位置し、山形新幹線の停車駅になっている。前から一度訪ねてみたいと思っていたのであるが、ソバの花のかおりを楽しむ9月に訪ねるのがよいか、新ソバのかおりを楽しむ10月の終わりに訪ねるのがよいのか、私自身も悩んでいた。結局は、ソバの花のかおりはそれほど強くないこと、また元来ソバ好きの私としては、花より団子で、10月の終わりに訪ねることにした。私が訪ねたのは月曜日であったが、前日の土日には町を挙げてのソバ祭りが開かれたようである。駅から1kmほどの最上川の河川敷には、刈り取りを待つソバ畑が一面に広がっていた。

　大石田町役場を訪ねて、いろいろ話を聞

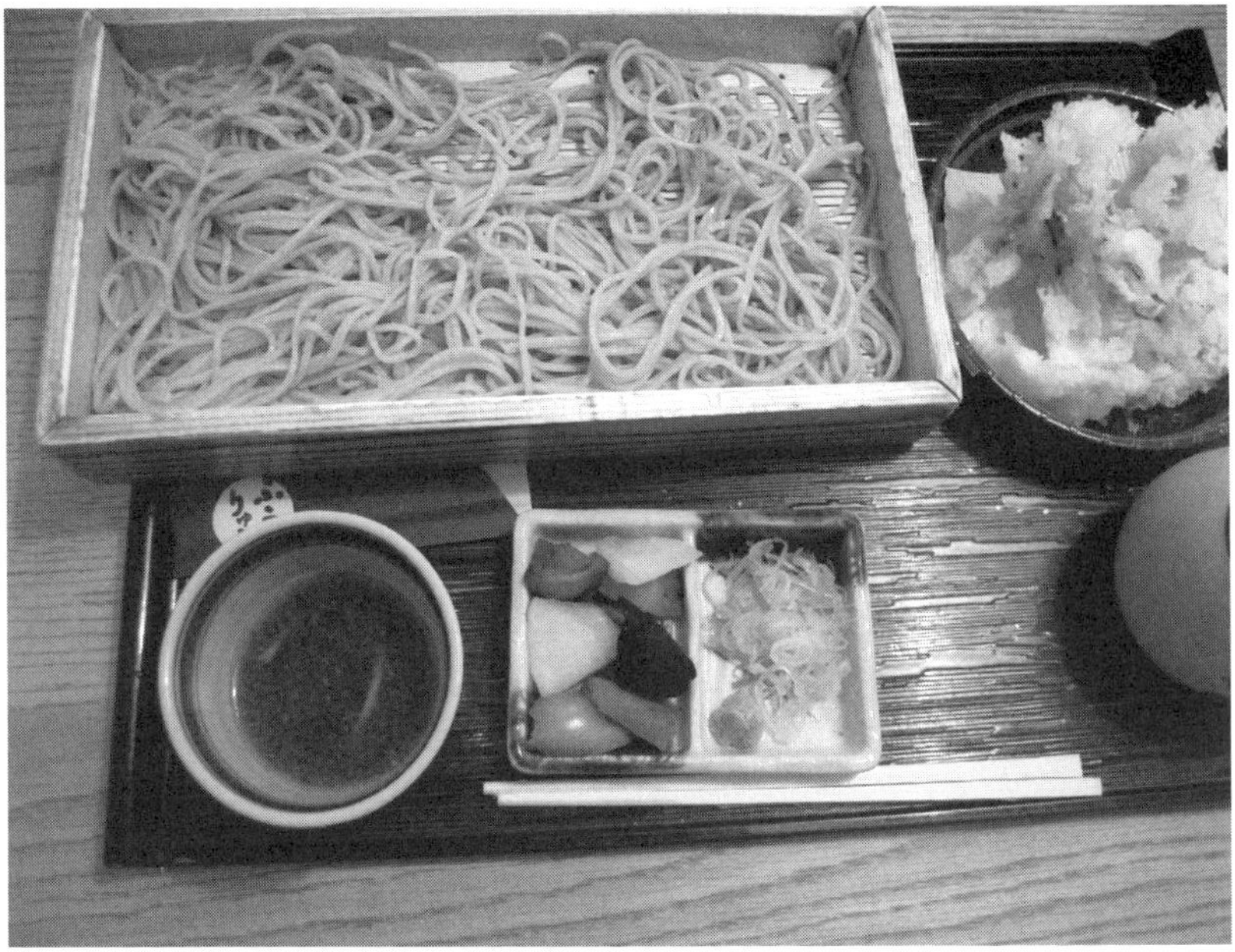

くと、大石田町では「かおり風景１００選」に選考されたことをきっかけに、町を挙げて、「そばの町、大石田」を積極的に進める活動を行っているようである。

「大石田町そばの里」推進協議会を立ち上げ、３つの部会を設け、そばの栽培・供給の安定化、そば打ち技能者の養成、そばイベントの開催などを実施し、阿部町長を筆頭に行政、そば農家、そば商店、住民が一体となって、そばを通した街づくりに取り組んでいる。

帰りに、駅近くのそば屋で、刈りたて、挽きたて、打ちたて、茹でたてのソバを味わってきた。少し青みがかった新ソバのかおりは、ソバ好きの私には忘れられない思い出になった（大石田のソバは、東京神保町の源四郎でも食べることができる）。

東沢バラ公園

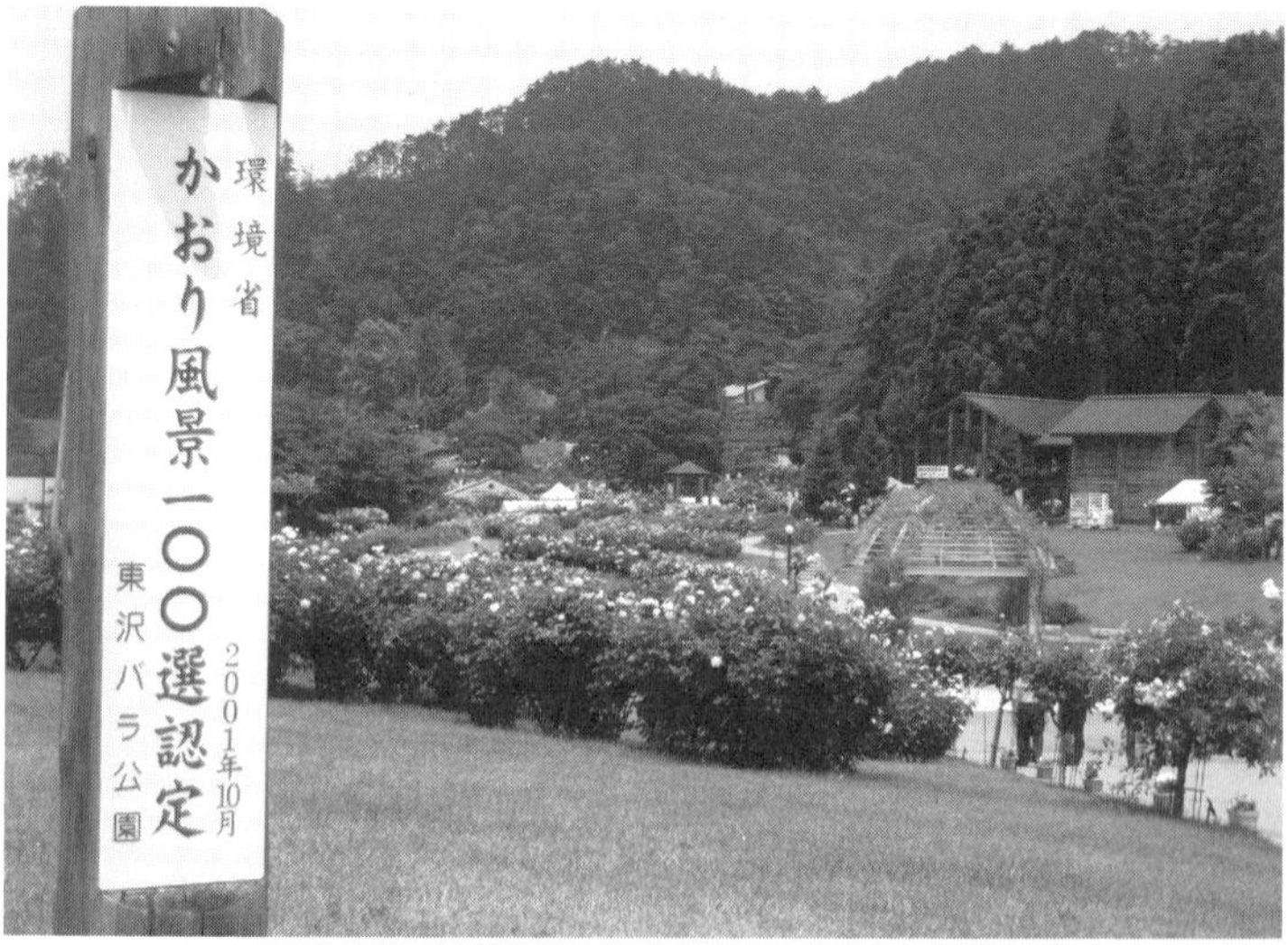

東沢バラ公園は山形県の中央、村山市に位置している。２００２（平成14）年に開園したバラ園は、広さが約７haあり、世界各国の約７５０品種、２万株余りのバラが植えられている。毎年５月から９月にかけ四季それぞれのバラが咲き誇り、甘いかおりに包まれる。毎年６月から７月にかけ「バラまつり」が開催されており、私も７月の初旬に訪れてみた。

東沢バラ園はＪＲ村山駅から２kmほど離れていて、まつり中は駅から割引タクシーが出されている。私もそれを利用し、バラ園を訪ねたが、入り口の前で降りると、甘いかおりがうっすらと漂っていた。当日は日曜日でもあったせいか、大勢の人が訪れており、色とりどりのバラがそれぞれの色とかおりで大歓迎しているように感じた。

園内を歩きながら、花のところに来ては、鼻をくんくん。ディズニーランドローズ、ケーリーグラン

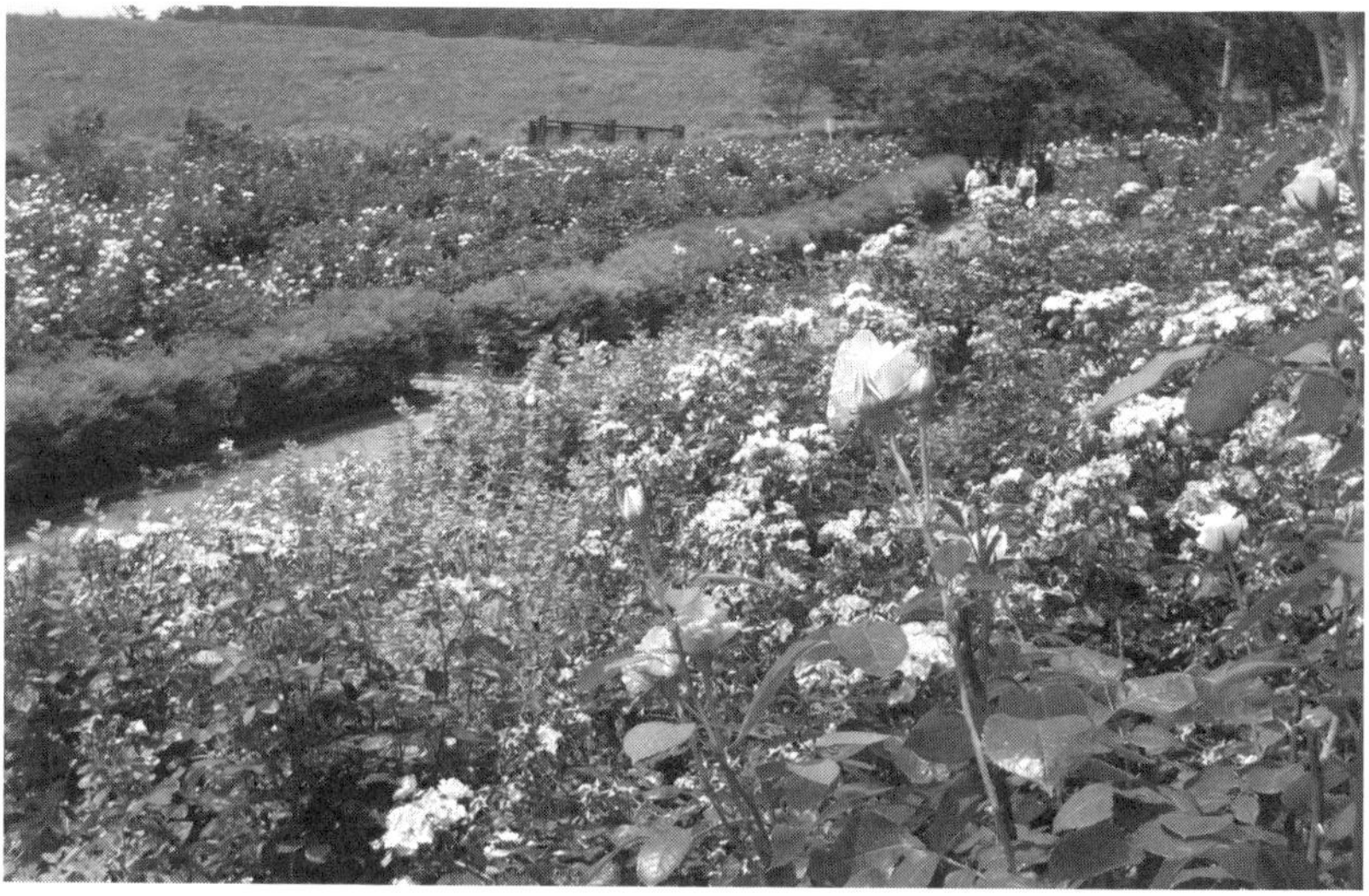

ト、ダブルディライトなど、かおりも強いがそれぞれが異なっているのも面白い。１時間ほど園内を嗅ぎまわっていたが、当日は30度を越える暑さであり、くたびれてきたので、休憩所でもあるバラ交流館の2階で休息した。バラのかおりのバラソフトが人気のようで売店には行列ができていた。壁の上を見上げると、かおり風景１００選に選考された環境大臣からの認定証が掛けられていた。また、バラ園に入る入場券にもかおり風景１００選に選考された記載があり、１００選に選考されたことを上手に活用しているのが伺えた。

東京への帰り道で、オマージュ・ア・バルバラのかおりを嗅いでくるのを忘れたのに気がついた。オマージュ・ア・バルバラはみどり香るまちづくり企画コンテストで入賞した宇和島市の「四季の香りに誘われる老人憩の家づくり」のメインとなる花である。また、再度来たときの楽しみにしよう。

天津小湊町誕生寺の線香と磯風

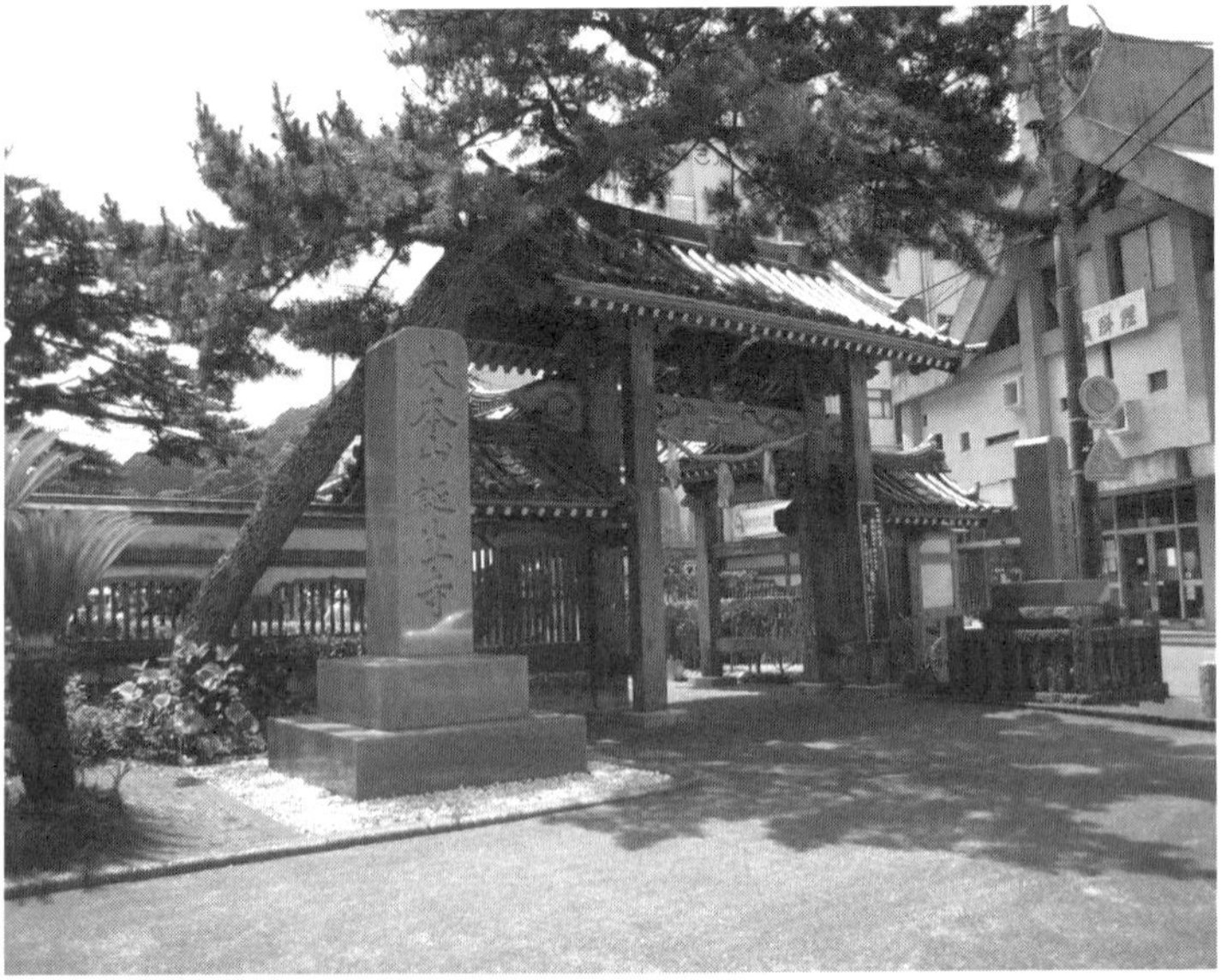

天津小湊町誕生寺は、房総半島太平洋に面した海辺にある。東京から特急わかしおで1時間40分、安房小湊で下車する。駅から誕生寺までは2km近くあり、暑い日でもあったので、タクシーを利用することにした。誕生寺の総門で車を降りると、海辺に近いせいか磯のかおりがしてきた。誕生寺の参道には、柑橘類やタイセンベイなどを売る店が並んでいたが、訪ねた日が平日であったためか、参拝者はほとんどなく、静かな雰囲気であった。

誕生寺は日蓮聖人がこの地に誕生したことから建てられた寺である。境内を散策してみると、人影は少ないが、祖師堂正面の大香炉だけでなく、誕生堂を始め、線香の煙が絶えることはない。また総ケヤキ作りといわれている祖師堂の彫刻にも驚かされる。カメやゾウの彫り物の迫

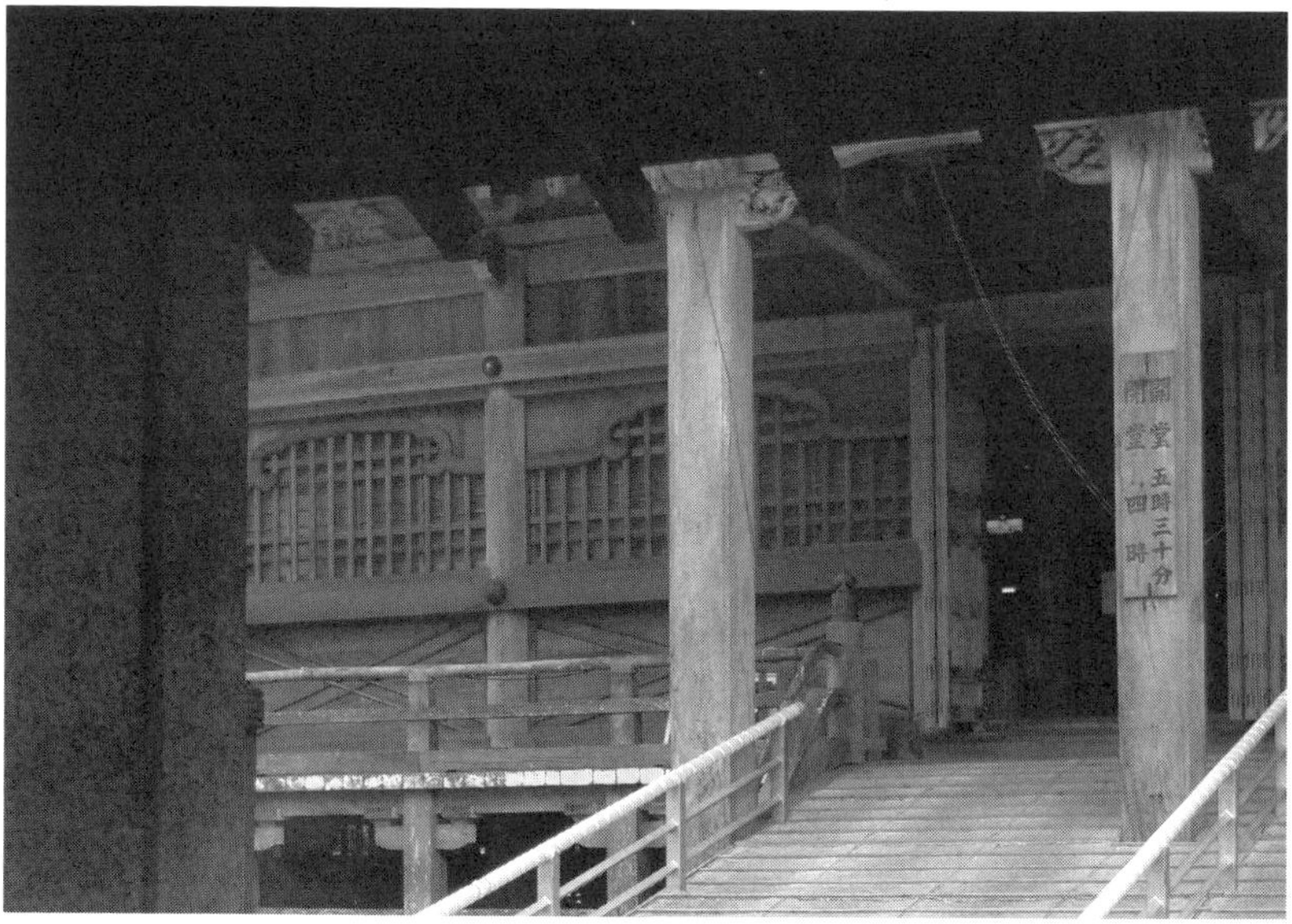

力には圧倒される。また、仁王門には左甚五郎作といわれる般若の面が掛けられていた。

寺の前は、すぐ鯛の浦である。鯛の浦には日蓮聖人が生誕したときに、一面タイで赤くなったという伝説がある。観光船に乗り、船上から磯の風を味わうとともに、誕生寺を海側からも眺めてみた。鯛の浦には、本来深海に生息するマダイが多数生息し、船員さんが餌をまくと多数群れ集ってくる。タイはこの地では手厚く保護され、取ることは禁止されている。死んだタイが見つかれば、誕生寺内にあるタイのお墓に手厚く葬られるということである。

帰りは、誕生寺から安房小湊駅まで歩いてみた。20分ほどで歩けると思っていたが、多少大回りしたため、30分近くかかってしまった。初めて訪れた場所であるが、タイと寺を守る地域の人びとの情に触れた感じがした。

8-4 かおり環境を大事にする意味

前節では、かおり風景100選に選考された地域について、その後の状況をその地域の活動を含めて紹介したが、選ばれた多くの地域が、かおり風景100選の選考を契機に、地域が活性化しているようで頼もしさを感じた。地域住民と行政及び商店街が一体になり、街づくりをしているのがうかがえた。

よりよいかおり環境を創造したり、訪ねたりすることが、環境問題にどのように関係してくるのかについても簡単に述べておこう。身近にあるよいかおりを再発見し、それを育てていこうとすると、それを邪魔する不快なにおいは除きたくなるのは当然である。その地域でかおり環境を育てることによって、不快なにおいも減ってくることが期待できる。地域の住民、企業、行政がそのような気持ちでまとまれば、その地域でのにおい問題が解決しやすくなるかもしれない。

また、音の世界と比較してみると、音の場合は騒音問題もあるが、多くの人は快い音を楽しむ術をもっている。コンサートを聞きに行ったり、ウグイスなど鳥の鳴き声や鈴虫などの虫の音を楽しむ人も多い。寺の鐘や水琴窟を楽しむ人もいる。においの世界においても、同様にかおり環境を楽しむ分野があってもよいのではないだろうか。

理屈はともかくとして、数百万年の歴史をもつ人間が昔から嗅覚を一生懸命使って生き延びてきたのに、この時代になり、嗅覚を使わなくなってしまったのでは、何か五感のバランスが崩れ、おかしな人間になってしまうかもしれない。このまま進行すると、人間の嗅覚が退化することも考えられる。

嗅覚が退化していかないうちに、もっと自分の鼻を使いたいものである。そのためにも身近なかおりを嗅ぐことから始めたらどうだろうか。

コラム８　蘭奢待

香木の中でも最も貴重なものは、現在正倉院で保管されている「蘭奢待《らんじゃたい》」ではなかろうか。沈香《じんこう》の中でも特に優れたものを伽羅《きゃら》というが、この「蘭奢待」は伽羅に相当する。長さは１５６cm、重さは11・６kgであるが、一部に削り取った跡がある。千年以上の歴史の中で、今までに足利義政、織田信長、明治天皇の三名が、その一部を削り取った記録が残されているが、他にも数十か所削られているという調査結果もあるようだ。時の権力者は一度はこのかおりを嗅ぎたいと思ったに違いない。

テレビの「開運！　なんでも鑑定団」という番組で、島津家の末裔が数十グラムの香木をもって現れ、削り取られた「蘭奢待」の一部ではないかと鑑定を依頼した。それを見ていた私はびっくり。国宝より貴重といわれている「蘭奢待」に、一部かけらとはいえ、どの程度の値が付くのか、テレビにかじりつきになった。鑑定の結果は「蘭奢待」ではないとのことであった。年代鑑定などを行ったのではないかと思うが、一部削り、加熱し、かおりを聞いて（嗅いで）判断していたが、鑑定した人も「蘭奢待」のかおりを嗅いだ経験があるのか、首を傾げてしまった。現在生存している人で、本物の蘭奢待のかおりを嗅いだ人は誰もいないはずである。

あとがき

においの問題は五感の中でも最も遅れた分野といえる。私がにおい問題に取り組んだ当初は、においを感じるメカニズムには諸説があり、世界的に認知されるような理論はなかった。しかし、近年この嗅覚についての科学的解明は着実になされてきている。特にリチャード・アクセルとリンダ・バックが受容体遺伝子による嗅覚のメカニズムを解明してからは、その速度は著しく、嗅盲、順応などの現象も解明されつつある。両者は２００４年にノーベル生理学・医学賞を受賞した。

嗅覚のメカニズムについては、近年、その解明の速度は著しいが、実際の私たちが生活している「環境」というフィールドでは、まだ、においは「感性」の領域で取り扱われているきらいがある。

私も東京都公害研究所に入所以来、においの問題をできるだけ感性だけでなく、一歩進めて科学的に捉えるという視点から研究を進めてきており、そのことはこの本においても、何度か述べてきたが、実際にはこの作業はかなり難しい。

においの評価尺度には、臭気強度、快・不快度、臭気濃度（臭気指数）などの指標があるが、科学的な検討ができるのは、現時点においても臭気濃度尺度だけかもしれない。

この臭気濃度の測定方法については、世界的にもいくつかの方法が提案され、私も三点比較式臭袋法を開発したが、行政的に使うには精度の問題が重要になる。人間の鼻を用いて測定するため、男女で嗅力が異なるのか、嗅覚異常者はいるのかなど人間の嗅覚に関するデータが少なかったため、自分たちでこのデータを集めるという苦労があった。また、この三点比較式臭袋法を用いて日本環境衛生センターの永田氏は200種類以上の化学物質の嗅覚閾値を測定した。このデータはにおいの原因物質を検討するのに重要な役割を果たすのである。このように、閾値を測定する臭気濃度については、この半世紀の間に、多少は科学的な検討ができるようになってきた。

このほかの尺度である臭気強度や快・不快度尺度などについては、ほとんど手が付けられていない。それでも、臭気強度尺度については標準物質が用意され、基礎データが取れる段階にいたっているが、同定能力や快・不快度については、まだまだ定量化に難しさを残している。特に快・不快度については、9段階快・不快度表示法が一般的に使われてはいるが、ばらつきが大きく余り使い物にはならない。しかし、快・不快度尺度は重要であり、消臭芳香剤の効果判定、悪臭苦情の解明などにも影響するだけに、早急に数量化の検討が必要である。これらの課題については、これからの若い研究者に期待したい。

次に悪臭対策であるが、現在多くの工場においては、におい問題に遭遇している。また、最近ではペット臭やカビ臭など室内のにおい問題も重要になってきた。これらのにおい問題に対応し、解決していくためには、においの基本的な情報を知っておく必要がある。

現在、脱臭装置や消臭グッズが数多く市販されているが、ほとんどの装置やグッズは、それなりに脱臭効果は期待できるが、なかには首を傾げるものもある。そのような眉唾の装置を見ることも少なくない。数年前だが、公正取引委員会がある消臭グッズの脱臭効果に疑問があるとして、排除命令を出した。一般の人たちはにおいのことを必ずしも十分には理解していない場合もあるため、このような眉唾技術を手にしてしまうことになる。この本が多少でも脱臭対策を検討するときに役立ってくれれば幸いである。

この本に記載したにおい問題以外にも、ノナナールなどの加齢臭問題、在宅介護におけるにおい問題、土壌汚染における油臭の問題、口蹄疫により殺傷された牛・豚の埋立地からのにおい問題など、環境におけるにおい問題は枚挙をいとわない。

もちろん、これらのにおい問題に適切に対処して行かなくてはならないが、におい対策だけでなく、かおりを楽しむという観点からも、もう一度人間の原点に戻り、日常生活の中でもう少しにおいを嗅ぐことを増やしていってはいかがであろうか。

今回の執筆にあたっては、清水弘文堂書房の礒貝日月氏には編集のアイデア、写真の提供など多大なご協力をいただいた。心から感謝する次第です。またこの本に記載した研究内容のデータについては、ほとんど自分たちのデータを用いているが、これらの研究は私ひとりでできるわけはなく、ともに汗を流した小山功氏、福島悠氏、中浦久雄氏、辰市祐久氏、上野正行氏らの協力なくしては不可能であったことであり、深く感謝いたします。

参考文献

1 環境省大気保全局大気生活環境室監修：においの用語と解説、社団法人臭気対策研究協会、p.114, (1998)

2 高木貞敬：嗅覚の話、岩波新書、p.43, (1974)

3 東原和成：香りを感知する嗅覚のメカニズム、八十一出版、(2007)

4 東原和成ら：特集においとフェロモンがつむぐ空間コミュニケーション、におい・かおり環境学会誌、Vol. 36, No. 3, pp.123-155, (2005)

5 川崎通昭、堀内哲嗣郎：改定嗅覚とにおい物質、社団法人におい・かおり環境協会、(2005)

6 礒貝日月：イヌイットの嗅覚、におい・かおり環境学会誌、Vol. 37, No. 2, pp.122-128, (2006)

7 永田好男、竹内教文：三点比較式臭袋法による臭気物質の閾値測定、大気汚染学会講演要旨集、p.528, (1988)

8 Gregory Leonardos, David Kendall, Nancy Barnard: Odor Threshold Determination of 53 Odorant Chemicals, J.Air.poll.Control Assoc., 19, 2, pp.91-95, (1969)

9 岩崎好陽、中浦久雄、谷川昇、石黒辰吉：悪臭官能試験に及ぼすパネルの影響、大気汚染学会誌、18, pp.156-163, (1983)

10 E・アムーア：匂い——その分子構造、恒星社厚生閣、pp.125-131, (1972)

11 Delpha Venstrom, John E.Amoore: Journal of Food Science, 33, pp.264-265, (1968)

12 Anton Philip van Harreveld：Odor Regulation and the History of Odor Measurement in Europe, Odor Measurement Review, (2003)
13 高木貞敬：嗅覚の話、岩波新書、pp.177-178, (1974)
14 http://www-gis.nies.go.jp/life/kujo/kujo.asp?Kujyo_macro=30
15 岩崎好陽、中浦久雄、谷川昇：臭気影響調査結果の検討——事業所からの臭気の影響——、東京都環境科学研究所年報、pp.16-20, (1987)
16 岩崎好陽：一般環境臭気の評価方法の検討、ＰＰＭ、25, 3, pp.36-40, (1994)
17 岩崎好陽、石黒辰吉、小山功、福島悠、小林温子、大平俊男：三点比較式臭袋法について、第13回大気汚染全国協議会大会講演要旨集、p.168, (1972)
18 におい・かおり環境協会：五訂版ハンドブック悪臭防止法、ぎょうせい、(2010)
19 http://www.env.go.jp/air/akushu/simulator/index.html
20 環境省水・大気環境局大気生活環境室：よくわかる臭気指数規制2号基準
21 E. A. Fox, V. E. Gex：Procedure for Measuring Odor Concentration in Air and Gases, J. Air Poll. Control Assoc., 7, 1, pp.60-61, (1957)
22 岩崎好陽、石黒辰吉、小山功、福島悠、小林温子、大平俊男：三点比較式臭袋法について、第13回大気汚染全国協議会大会講演要旨集、p.168, (1972)
23 岩崎好陽、福島悠、中浦久雄、矢島恒広、石黒辰吉：大気汚染学会誌、13, pp.246-251, (1978)
24 岩崎好陽：新訂臭気の嗅覚測定法、社団法人におい・かおり環境協会、(2004)

25 環境省大気環境生活室：嗅覚測定法マニュアル、社団法人におい・かおり環境協会、(2005)
26 上野広行、天野冴子：嗅覚測定における欧州規格法と告示法の比較（その4，総まとめ）、東京都環境科学研究所年報 2007 年版、pp.46-52, (2008)
27 Sadayuki F. Takagi : Human Olfaction, 東京大学出版会、(1989)
28 Zwaardemaker H. : Fortschritte der Medicin, 19, pp.721-731, (1889)
29 Norman A. Huey, Louis C. Broering, Geoge A. Jutze, Charles W. Gruber: Objective Odor Pollution Control Investigation, J. Air Poll. Control Assoc., 10, 6, pp.441-446, (1960)
30 T.Lindvall : Second International Clean Air Congress, pp.56-62
31 T.Lindvall : J.Air Poll. Control Assoc., 23, 8, pp.697-700, (1973)
32 Gregory Leonardos, David Kendall, Nancy Barnard : J. Air Poll. Control Assoc., 19, 2, pp.91-95, (1969)
33 竹内教文、永田好男、石黒智彦、長谷川隆、重田芳廣：大気汚染研究、10, 4, p.495, (1975)
34 東京都公害研究所：悪臭の評価、(1972)
35 J. S. Nader : Am. Ind. Hyg. Assoc. J., 19, p.1, (1958)
36 A. Dravnieks, W. H. Prokop, W. R. Boehme : J. Air Poll.Control Assoc., 28, 11, pp.1124-1130, (1978)
37 Andrew Dravnieks, Frank Jarke: Odor Threshold Measurement by Dynamic Olfactometry J. Air Poll. Control Assoc., 30, 12, pp.1284-1289, (1980)
38 斉藤幸子、飯田健夫、坂口豁、児玉廣之：減圧／加圧式オルファクトメータによるニオイの快・

不快度の測定、Proceedings of the 17th Japanese Symposium on Taste and Smell, pp.125-128, (1988)
39 沢谷次男：第８回大気汚染研究全国協議会大会講演要旨集、pp.21-26, (1967)
40 岩崎好陽、石黒辰吉、小山功、福島悠、小林温子、大平俊男：東京都公害研究所年報、4, 78-84, (1973)
41 苧阪直行編著：実験心理学の誕生と展開、京都大学学術出版会、(2000)
42 岩崎好陽：中小事業所における悪臭対策・ＶＯＣ対策、環境新聞社、p.38, (2007)
43 http://www.env.go.jp/air/kaori/index.htm
44 環境省「かおり風景１００選選考委員会」事務局監修：かおり風景１００選、フレグランスジャーナル社、(2002)

清水弘文堂書房の本の注文方法

■電話注文03-3770-1922／046-804-2516■FAX注文046-875-8401■Eメール注文mail@shimizukobundo.com（いずれも送料300円注文主負担）■電話・FAX・Eメール以外で清水弘文堂書房の本をご注文いただく場合には、もよりの本屋さんにご注文いただくか、本の定価（消費税込み）に送料300円を足した金額を郵便為替（為替口座00260-3-59939　清水弘文堂書房）でお振り込みくだされば、確認後、一週間以内に郵送にてお送りいたします（郵便為替でご注文いただく場合には、振り込み用紙に本の題名必記）。

においとかおりと環境
ASAHI ECO BOOKS 28

発行　二〇一〇年九月三〇日
著者　岩崎好陽
発行者　泉谷直木
発行所　アサヒビール株式会社
住所　東京都墨田区吾妻橋一-二三-一
電話番号　〇三-五六〇八-五一一一
編集発売　株式会社清水弘文堂書房
発売者　礒貝日月
住所　《プチ・サロン》東京都目黒区大橋一-三-七-二〇七
電話番号　《受注専用》〇三-三七七〇-一九二二
Eメール　mail@shimizukobundo.com
HP　http://shimizukobundo.com/
編集室　清水弘文堂書房葉山編集室
住所　神奈川県三浦郡葉山町堀内三一八
電話番号　〇四六-八〇四-二五一六
FAX　〇四六-八七五-八四〇一
印刷所　モリモト印刷株式会社

 ISBN978-4-87950-597-2 C0040